「前兆」に気づけば
病気は
自分で治せる

医学博士／イシハラクリニック院長
石原結實

三笠書房

◎はじめに

「病気の前兆」は、こんなところにあらわれる!

私のクリニックは、新しい患者の方の予約は一杯になっていて、長い間お待ちいただいている。これは、自慢しているのではなく、私が新患の方を診る際は必ず30分以上かけるので、申し訳ないが、多くの方を診ることができないのである。

私がひとりの方にこれだけ時間をかけるのは、話を伺い、さまざまな質問をしながら、その人の顔や上半身、下半身に出ている「異変のサイン」に目をこらしているからだ。

▼異変は本人が気づいているものばかりではない。それは、顔色であったり、耳や口に出ていたり、お腹の温かさ・冷たさなど全身にあらわれている。

そんなサインを探りながら、これからあげるように、食欲の有無、便や尿の様子、手足の冷えの具合、睡眠の状態といった基本的なチェックポイントに加え、さまざまなことがらについても聞いていく。たとえば、ある女性の場合。ひと通り話を伺ったあと、「あなたは、お茶を飲むことや、果物が大好きでしょう?」と聞いた。「何でわかるのですか?」とびっくりされたが、体にあらわれているサインをみれば、その人に起きつつある異変とともに、ふだんの食事や生活ぶりまで明らかになってくる。それらをトータルにとらえることで、不調や症状の真の原因がわかり、根本から治す方法が見えてくるのである。

この本では、私がどのようなところから病気の兆候、前兆を嗅ぎ取って、治療しているかをすべて明らかにした。いうならば、私の頭の中をすべて公開したものである。

▼今、何らかの異変を感じている方も、そうでない方も、自分の体に何かのサインがあらわれていないか、今すぐ本書に当てはめてみていただきたい。

そうすることで、病気になる前に、また、検査値にあらわれる前に「病気の芽」を見つけることができるのだ。

▼前兆が早くつかめればつかめるほど、病気は治しやすい。

これは、誰でもわかることだろう。事前に手を打てば、発症することなく治ってしまう。病気の芽を**クスリいらずで根本から治す**――本書の後半部分では、その方法をまとめた。各項であげた食べ物や生活のポイントについて、できることから始めていただきたい。

本書が、あなたの人生の貴重な時を、「病気や不調と戦う」ためでなく、より充実した日々のために使っていただける手助けとなったら本望である。

*目　次

「目」でここまでわかる 34

「耳」でここまでわかる 47

「鼻」でここまでわかる 51

「口」でここまでわかる 56

「お腹」でここまでわかる　88

「手足」でここまでわかる　106

2章 病気を「根本」から治すために

3章 症状・病気別 クスリのいらない自己治療法

本文イラスト　松本　覚

1章

あなたの体が示している「異変」のサイン

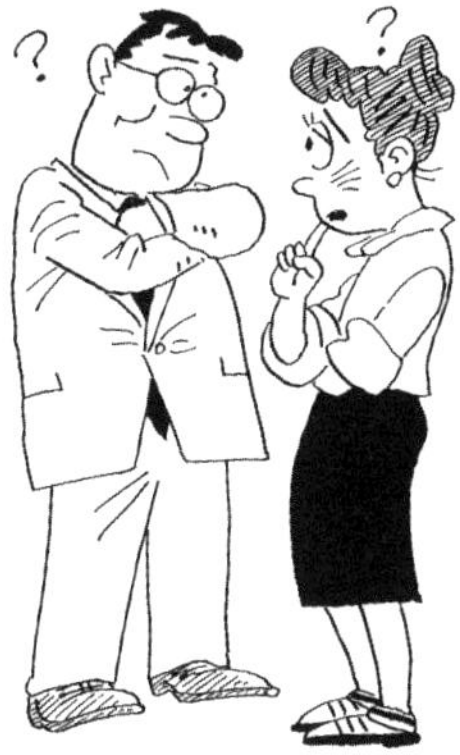

どんな病気にも必ず「前兆」がある

私は初診の患者さんの「問診」をもっとも大切にしている。

なぜなら問診でほぼ90%くらいの診断がついてしまうからだ。そして残りの10%を「触診」で確認する。こうした漢方的な診断の場合は、処方薬もその場で確定する。

これを漢方の「随証《ずいしょう》療法」という。「証」とは、自覚症状や他覚症状、診察の所見で出される「総合所見」という意味である。

さて、私が患者さんに行なう問診とは、

①食欲があるかないか
②大便の状態はどうか（便秘か下痢か、太いか細いか）
③小便の回数と色、夜間の頻尿があるかないか

④口の渇き（水分を多く摂りたがるかどうか）
⑤発汗が多いか少ないか
⑥肩こり、頭痛をはじめ、痛みはあるかないか
⑦めまい、耳鳴り、乗り物酔いはあるかないか
⑧動悸《どうき》、息切れはあるかないか
⑨手足の冷え、ほてりはあるかないか
⑩生理不順や生理痛はあるかないか
⑪下肢のこむら返りはあるかないか
⑫睡眠の状態はどうか
⑬目の疲れはあるかないか

などである。

これらを診ることで何がわかるかといえば、

①の「食欲がある人」は体力があることを示し、「ない人」は体力が低下している「虚《きょ》

証《しょう》」という状態であることを示す。

②の大便が太い人は体力がある。下痢や、便秘でも便が細い人は体力がないか胃腸が弱い。

③の小便の回数は1日に7〜8回（約1500mℓ前後）が正常で、少ない人は水太りになりやすい。多くて色が薄い人は体力がない。体力のある人の尿は濃くて回数は少なめだ。

④の水分を不必要に多く摂り、汗が多く、肩こりや頭痛などの痛み、めまい、耳鳴り、乗り物酔い、動悸、息切れなどのうち、いくつかをもっている人は、体内に余分な水分をためすぎている「水毒症《すいどくしょう》」（146ページ）を示す。

⑦の「耳鳴り」は漢方でいう「腎」の衰え（「腎虚《じんきょ》」47ページ）であり、老化が進んでいるサイン。

⑨の「手足の冷え」を感じる人は冷え性。ほてる人も、体の芯の熱が体表に逃げている状態なので冷え性であり、しかも体力の弱い「虚証」。

⑩の生理不順や生理痛は、「瘀血《おけつ》」（19ページ）の代表的症状で、とくにヘソから下の下半身の冷えと血行不順が存在。

⑪の下肢のこむら返り、夜間頻尿、腰やひざの痛み、目の疲れも「腎虚」で老化のサイン。

⑫の寝つきが悪い、夜中に目が覚める、夢を見ることが多いなどは、精神の疲れを示す。

このように診断して、その後、「望診《ぼうしん》」（全体的な体の様子を診察）して瘀血の有無をチェックし、最後に「腹診《ふくしん》」（腹に触れて診察）をする。そして、胸脇苦満《きょうきょうくまん》（102ページ）、心下痞硬《しんかひこう》（みぞおちの部分が緊張し、硬くなっていること）、臍上動悸《さいじょうどうき》（105ページ）、振水音《しんすいおん》（104ページ）、臍下不仁《せいかふじん》（手のひらで押したとき、へその下が上に比べて極端に弱いこと）などの存在があるかないかを確認して、最終的な診断を下す、というのが、私の診察法である。

●自分だから見つけられる「異変」がある

西洋医学は肝臓がん、脳腫瘍、胃がん、大腸がんなどの腫瘍を、ＣＴやＭＲＩといった機械を使って映し出したり、胃カメラや大腸ファイバー・スコープを使って胃や大腸内をのぞいて直接確かめることができる。

また、肝炎やすい炎などについては、病気で壊れた肝細胞やすい臓の細胞から、血液中に出てきたＧＯＴ、ＧＰＴ、アミラーゼなどの酵素の量がどれだけ上昇してきたかで診断ができる。

同様に、肺炎や胆のう炎、関節炎などの炎症や、さまざまながんについては、ふつう血液中にはないCRP（一種のタンパク）や「腫瘍マーカー」というがん細胞由来の物質の存在を確かめることで診断が可能である。また、バセドウ病やクッシング病などの内分泌腺の病気では、そこから分泌されるホルモンが多いか少ないかで診断をつける。

さらに、老廃物である尿素ちっ素、クレアチニン、尿酸などの血液中の含有量が多くなると、腎臓の老廃物の処理能力の低下＝腎臓病が存在する、という診断がつく。

こう見てくると西洋医学は、病気の証拠を形や量で把握しているので、いかにも「科学的」には見える。

しかし、よく考えてみると、西洋医学的診断は、病気という「結果」をとらえているだけにすぎないことがわかる。

この30年間で、医師の数が約13万人から約27万人と増え、医療費を毎年30兆円以上費やしても、病気や病人が増えている理由はこのあたりに垣間見ることができる。

火事になってから消火作業をするより、ボヤで消し止めるほうがずっと労力も少なくてすむし、損失も少ない。それよりも、ボヤになる前に火の用心をして、火事そのものを出さないほうがさらによいことは、誰にでもわかる。

漢方には、「万病一元、〝血液の汚れ〟から生ず」という思想がある。

血液が老廃物とコレステロール、脂肪、糖などの余剰物で、ドロドロ、ベタベタに汚れていると、当然、血液の流れが悪くなる。その結果、体の60兆個の細胞には、十分な栄養と酸素が運ばれず、さまざまな病気にかかりやすくなる、という意味である。

この「血液の汚れ」と「血行の悪さ」の両方の意味を含んでいる言葉が「瘀血《おけつ》」である。「瘀」には「滞《とどこお》る」という意味がある。

よく、大相撲の解説者が「○○という力士は、今場所は肌ツヤがあり、活躍しそうですね……」などと言っているのを聞くが、私たちも、日常的なあいさつで「顔色がいいですね」「お顔の色が悪いですが、どこかお具合でも悪いのではないですか……」などと言うこともある。

「皮膚」は、その中を流れている血液の量や質（汚れ具合）を推測するのに、一番都合のいい臓器である。よって、漢方医学では、皮膚、とくに顔面（体の中で一番血液が豊富に循環している）にあらわれる瘀血のサイン、つまり毛細血管の拡張、目の下のクマや、手のひらの赤味（手掌紅斑《しゅしょうこうはん》）などで病気の前兆を読み取り、対処してきたのである。

また、皮膚に限らず、爪、目、まぶた、手足など、外から直接に見られる部分や、口を開ければ見える舌や口腔、歯肉、ノドちんこなどにも、さまざまな病気のサインがあらわれていることも多い。こうした自分が自覚していないサインと同時に、あるいはその前に肩こり、頭痛、めまい、耳鳴り、胸の痛み、息切れ、不安、不眠などの自覚症状としての瘀血のサインがあらわれる。

漢方では「腹」のことを「お中《なか》」といい、体の中心として、全身の器官に関するさまざまな情報が集まっていると考えている。

診察にあたっては、この「お中」をよく診ることが大事だ。何といっても、胃、腸、肝臓、すい臓、脾臓《ひぞう》、腎臓、副腎《ふくじん》、子宮、卵巣などの、まさに肝腎な臓器はこの「お中」の中に納まっているのだから当然だ。

したがって、自分自身でこの「お中」を「探る」ことで、かなりの診断ができる。

そうした、自分で診断をし、病気を防ぎ、また潜んでいる病気を探る方法を明らかにしたのがこの本だ。

つまり、体の発しているこうした瘀血による自覚的症状や他覚的症状という「声」をよく聴き、対処することこそ「病気を未然に防ぐ」という意味ではきわめて大切なのである。

これから、顔から順に何がサインになっているかを具体的に見ていくことにしよう。

「顔」でここまでわかる

「顔色がいい」とか「血色が悪い」など、医師でなくても、顔色を見て、ある程度その人の体調を判断できることもある。

顔には、たくさんの血管が走り、たくさんの血液が流れている。それゆえ、顔にケガをするとびっくりするほどの出血をするが、血流がいいので治るのも早い。

つまり、顔色とは、血液の量や質に変化が起きたときにいろいろと変わるのである。

だからこそ、一般の人でも、「顔色」でその人の健康状態をある程度推測できるのだ。

1 顔色の変化が示す

――「赤く、ほてる」のは血液の汚れ

①顔が赤く、ほてっている＝血行不順と血液の汚れを示す

顔色が**薄いピンク色の場合**は、健康といっていいが、**赤味が強いとき**は、逆に不健康のことが多い。

単に「赤い」ときは、高血圧やイライラ、興奮などで、頭部に血液と熱が上昇してきた場合だが、**「やや紫がかった赤色」の場合**は、瘀血《おけつ》、つまり全身の血行不順と血液が汚れているサインである。とくに、顔の肌を凝視した場合、**細い血管が浮き出している**のが見えたり、大酒を飲む人や肝硬変の患者に見られる**ほほ骨や鼻のてっぺん部分の毛細血管の拡張**は瘀血があることをあらわす。

瘀血があらわれていることが、肩こり、頭痛、めまい、冷え、のぼせ、生理不順、生理痛のほかにも、痔《じ》、静脈瘤《りゅう》、脳梗塞《のうこうそく》や心筋梗塞にかかりやすいことを示唆している。

②顔が白っぽい＝貧血、肺の病気のサイン

貧血のときのほか、肺（呼吸器）の働きが低下するときも、**顔色は白っぽくなる**。つまり、肺炎やぜんそく、肺がん、慢性気管支炎のときなどである。

そのほか、体のどこかに激痛があるときやショックを受けたときも白っぽくなる。

③顔が黄色～黒ずむ＝肝臓病のサイン

白眼や全身の皮膚が黄色くなるのは、肝臓や胆のうに何らかの病気が存在するための黄《おう》疸《だん》である。

皮膚が黒ずんでいる場合は、肝硬変や肝臓がんなど、慢性の肝機能障害のことが多い。解毒器官である肝臓の力が低下するため、さまざまな体内の老廃物や有害物が十分に解毒されず、汚れた血液が流れているためだ。

④顔が淡黄色で、カサカサしてむくむ＝貧血のサイン

軽度ないし中等度の貧血では、**顔色は青白くなる**が、中等度から重症の貧血や栄養不良の状態ではむしろ**顔色が黄色っぽくなる**。少しひどい貧血になると、赤血球の色素（ヘモ

グロビン）を反映していた顔の赤味がとれ、**皮膚が黄色くなってくる**。

⑤顔が黒ずんだ土色＝腎臓病のサイン

血液内の老廃物の大半をろ過して排せつしている腎臓の働きが低下すると、血液が老廃物で汚れ、独特の**土色を帯びた黒ずんだ顔色**になる。

皮膚が薄いため、血液の色がよくあらわれる目のまわりから、黒ずんでくることが多い。

⑥蝶の形に赤く発疹＝SLEのサイン

鼻を中心にして、蝶《ちょう》が羽をひろげた形で赤く発疹する蝶形発疹は、膠原病《こうげんびょう》（自己免疫性疾患）の一種であるSLE（全身性紅斑性狼瘡《こうはんせいろうそう》）の特徴的な所見である。

⑦顔だけでなく全身の皮膚が黒褐色＝副腎皮質の機能低下のサイン

副腎皮質の機能が低下する病気（アジソン病）では、**顔の肌だけでなく、全身の皮膚が黒褐色**になる。

歯肉、唇、口蓋《こうがい》（口腔の上壁）やほほの粘膜、舌も黒くなる点が生まれつき色黒の人との鑑別点となる。

⑧顔が暗紫赤色＝心臓病、肺の病気のサイン

先天性の心臓病や心不全、慢性の肺の病気など、チアノーゼを起こすと、**皮膚や粘膜が暗紫赤色**を呈してくる。唇、ほほ、鼻のてっぺん、耳たぶ、爪床《そうしょう》（爪に密着した表皮）など、皮膚（粘膜）の薄い部分に顕著にあらわれる。

⑨顔に褐色のシミ＝肝臓が弱っているサイン

中年以降の人、とくに更年期の女性の顔（ほかに腕や首の部分）にあらわれる**褐色の色素沈着**（シミ）がある。

「肝斑《かんぱん》」といわれるが、西洋医学的には、これは肝臓とは関係ない症状であるとされている。しかし、加齢とともに血液内の老廃物を解毒する肝臓の力が低下した結果、老廃物（リポフスチンなど）が皮膚に沈着しやすくなったり、紫外線による活性酸素を除去する能力が弱まるためにできやすい、と考えられる。

⑩顔にクモの脚のような赤色の枝＝慢性肝機能障害のサイン

中心部はピンの頭ほどの大きさでやや隆起して赤く、そこから毛髪状の枝が周辺に数ミリ～1センチくらい放射し、ちょうど**「クモの脚」のように見える**ものがある。これをクモ状血管腫《けっかんしゅ》という。

顔面や首のほか、腕、胸などによくあらわれる。

この症状は肝硬変、慢性肝炎など、慢性肝機能障害のときに見られ、原因は本来、肝細胞内で破壊される女性ホルモン（男性にも存在）が十分に破壊されないため、血液中に多くなるからである。

同時に、手掌紅斑《しゅしょうこうはん》（手のひらが赤い）、女性乳房（男性の胸が女性の乳房のようにふくらむ状態）、睾丸《こうがん》の萎《い》縮《しゅく》があれば、肝臓病の可能性がきわめて高い。

2 顔面の変化が示す

――「耳の下の腫《は》れ」は糖尿病の恐れ

①顔がはれぼったい＝甲状腺機能低下症のサイン

粘液水腫《ねんえきすいしゅ》（甲状腺機能低下症）では、顔がはれぼったい以外に、唇や舌が厚い、毛髪や眉《まゆ》（とくに外側部分の３分の１）が抜け落ちる、まぶたのむくみ、鼻が幅広い、皮膚が粗く乾燥している、などの特徴がある。

②満月のように顔がふくらむ＝副腎皮質の機能亢進症《こうしんしょう》のサイン

副腎皮質ホルモンの分泌過剰で起こるクッシング症候群では、**四肢はふつうの大きさなのに、顔と軀幹《くかん》がふくらみ**、満月様顔貌《まんげつようがんぼう》（ムーンフェイス）とバッファロー様の体型（手足は細く、胴体が大きい）になる。そのために、四肢は、むしろ細く見える。

ぜんそくやリウマチをはじめとするさまざまな膠原病《こうげんびょう》などに処方されるステロイドホル

モン剤を長期にわたって摂取すると、副作用として同様の現象が生じてくる。

③あごや耳、鼻、唇が肥大＝末端肥大症のサイン

脳下垂体前葉《ぜんよう》の働きが亢進して、成長ホルモンの分泌が過剰になる病気で、骨の成長期に発症すると巨人症に、骨の成長が止まった後に発症すると末端肥大症になる。

この病気になると、**上眼窩縁《じょうがんかえん》（目の上の骨）が飛び出したり、下あごが突出したり肥大したり、また耳・鼻・唇の肥大**などが起こる。

④顔面の神経が麻痺＝がんや感染症、脳血管障害などのサイン

たとえば、

（1）まぶた（眼瞼《がんけん》）が十分に閉じない、ないしはまったく閉じない

（2）鼻の横から口角《こうかく》（唇の両脇部分）にかけて「八の字」に広がる線（鼻唇溝《びしんこう》）が浅い

（3）口角が下がる

（4）口笛を吹くと、麻痺している側から空気がもれる

（5）ひたいにシワが寄せられない（寄せられてもシワが浅い）

顔にあらわれる病気の前兆

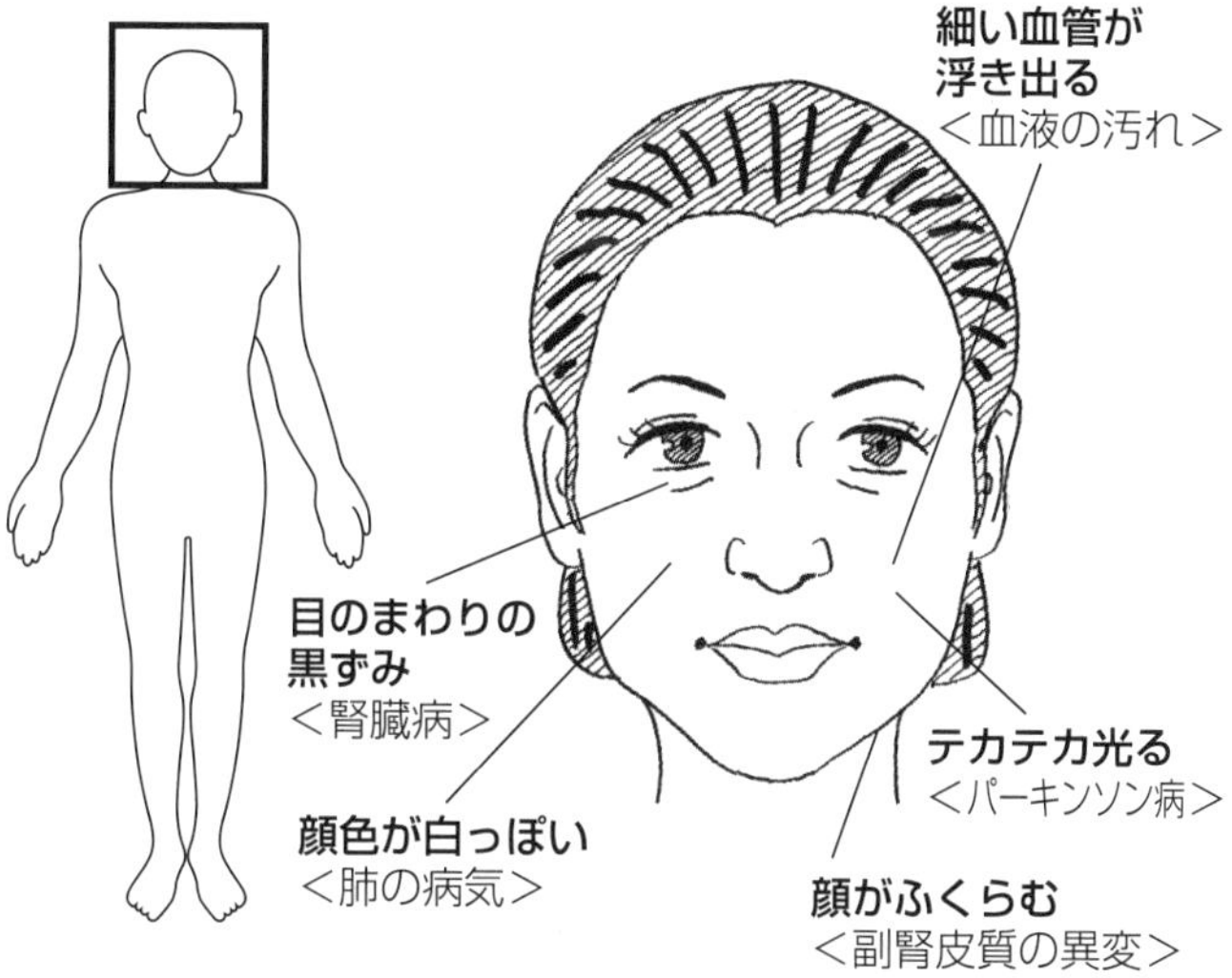

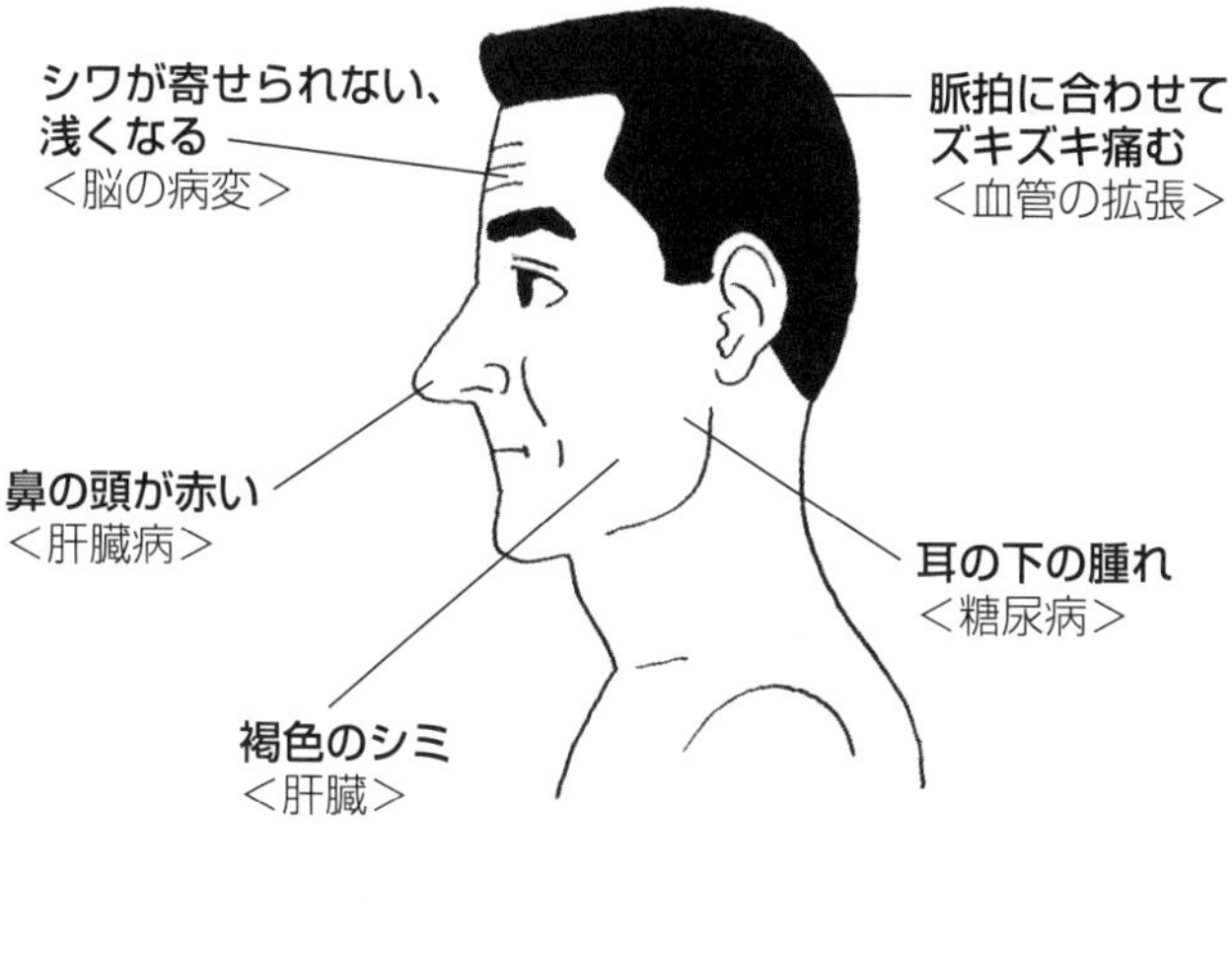

などの症状を呈する顔面神経麻痺《まひ》は、「末梢性《まつしょうせい》麻痺」と「中枢性麻痺」に分けられる。

末梢性麻痺の原因として、外傷、がん、中耳炎、髄膜《ずいまく》炎などの感染症、ヘルペス(帯状《たいじょう》疱疹《ほうしん》)、寒冷刺激などがある。

中枢性麻痺は、脳梗塞や脳出血などの脳血管障害などが原因で起こる。

⑤耳の前下方（耳下腺）が腫れる＝糖尿病のサイン

だ液を分泌する腺《せん》組織の一つに耳下腺《じかせん》がある。これは、耳の前下方にあり、おたふく風邪（流行性耳下腺炎）は、耳下腺が腫《は》れるもっとも代表的な疾患である。ほかに急性耳下腺炎や耳下腺腫瘍《しゅよう》のときも耳下腺が腫れるが、いずれも片側だけ（一側性《いっそくせい》）である。また、耳下腺炎のときは発熱する。

しかし、中年以降、とくに太った人が**両側の耳下腺が痛みも発熱も伴わずに、少しずつ腫れてくる**ときは、糖尿病が疑われる。耳下腺とすい臓の働きは、ある面で似たところがある。すい臓の働きが低下して分泌されるインスリンが不足する状態が糖尿病だが、そうなると、代償性《だいしょうせい》（すい臓の機能低下を補うため）に耳下腺が腫れてくるのである。

3 表情の変化が示す

――「顔がこわばる人」に隠れた病気

①表情が硬く、テカテカと光る＝パーキンソン症候群のサイン

パーキンソン症候群は神経変性疾患の一種である。表情が硬く、**まるで能面のようなツルッとした顔**（仮面様顔貌《かめんようがんぼう》）を示すほか、顔面の皮脂腺の分泌が亢進《こうしん》するため、**脂をぬったようにテカテカと光っていることが多い。**

ほかにパーキンソン症候群の特徴として、

（1）姿勢が前かがみになる

（2）地面をするように小刻みに歩く。そのとき、腕をほとんどふらない

（3）頭部を小刻みにふるわせる（「頭部振戦《しんせん》」という）

（4）だ液の分泌が亢進する

などがある。

②表情が乏しく、シワが消え、歯が突出＝強皮症のサイン

膠原病《こうげんびょう》の一種である強皮症《きょうひしょう》でも、表情が乏しく、①と同じような仮面様顔貌を示すが、ほかに特徴的な症状として、

（1）全身の皮膚が硬くなり、萎縮する
（2）顔面のシワが消える
（3）口を十分に閉じられないために、常に歯が突き出た状態でいる

などがある。

4 頭痛が示す

――「何を伴うか」で重大かどうかがわかる

頭痛といっても千差万別で、以下のようにさまざまなものがある。

①血管性頭痛……頭蓋骨内外の血管の拡張によって起こるもの（脈拍にあわせてズキンズキンと痛む）

②筋緊張性頭痛……不適当な枕の使用、ストレスなどで首から肩にかけての筋肉の緊張が生じて起こるもの

③脳出血・梗塞、脳動脈瘤、くも膜下出血など、脳内の血管異常によって起こるもの（手足や顔面の片方が麻痺することが多い）

④脳炎、髄膜炎《ずいまくえん》、脳腫瘍などで頭蓋内圧が高まって起こるもの（このときは嘔吐《おうと》を伴う）

⑤三叉《さんさ》神経痛、大後頭神経痛などの神経痛に伴って起こるもの（痛みが間欠的に生ずる）

⑥目、耳、鼻、副鼻腔《ふくびくう》、歯、口腔《こうくう》の炎症（病気）によって起こるもの

⑦血圧の異常（高血圧、低血圧）、寝不足、貧血による酸素不足などによって起こるもの

「目」でここまでわかる

「目は口ほどにものを言う」という。たしかに心身ともに元気なときの目は、生気に満ちて輝いているし、病気のときや、気分が落ち込んだときの目は、眼光に力がない。

目は、脳の前面に存在するからこそ、眼底検査によって脳動脈硬化の状態や脳出血、脳梗塞、脳腫瘍の存在を推測することもできる。

発生学的にも、目は脳の一部がくびれてできたものである。

目には、毛細血管がびっしりと張り巡らされており、顔の中では一番エネルギーを消費する器官でもある。

1 眼球の変化が示す
──「目の疲れ」は「肝臓の疲れ」

①目が疲れる、かゆみ、ぼやけ、視力低下など＝脳や肝臓の疲れのサイン

漢方では、「肝は眼に開孔《かいこう》す」とか「肝は血を受けてよく視《み》る」とされ、肝臓と目の働きは密接で離れられないと考えられている。

肝臓は、「血液の貯蔵庫」ともいわれ、体内のあらゆる臓器から血液によって運ばれる老廃物を解毒して血液を浄化し、それにタンパク質、脂肪、糖分、ビタミン、ミネラルなどの栄養素を加えて全身の細胞に送り込んでいる。

したがって、疲れや老化、病気で肝臓の力が落ち、こうした作用が低下すると、大きさのわりに血液を一番多く要求する目に症状が出てくるのである。

このようなことからも、**かすみ目、目の疲れ、トリ目、視力低下、ドライアイ**など、目に生じる異常は、肝臓の働きをよくすることが「肝要」である。酒を飲みすぎて、肝臓を

酷使した翌日に、「酔眼朦朧《すいがんもうろう》」となることからも、肝臓と目の関係がよくわかる。

②目が乾く（ドライアイ）＝シェーグレン症候群のサイン

涙の分泌が不足して、**眼球が乾き、目がヒリヒリしたり、ショボついたりする**ときがある。これはまばたきの回数が減るような生活（長時間のパソコン作業や車の運転、テレビの見すぎなど）がおもな原因である。ほかに、睡眠不足や過労で起こることもある。年々、水分が不足していく高齢者にも起こりやすい。また、シェーグレン症候群（原因不明の全身性の炎症疾患で、難病の一つ）の一症状でもある。

涙は大部分が水分であるが、免疫物質（ＩｇＡ）を含むタンパク質や、塩分（ナトリウム、塩素）などのミネラル類、脂質や酵素などが含まれ、眼球表面にくっついた細菌を殺菌したり、汚れを洗浄したりという働きもする。

③眼球が突出する＝甲状腺機能の不調や腫瘍のサイン

眼球が両側とも飛び出してくる場合は、甲状腺機能亢進症（バセドウ病）を、片方の眼球だけが飛び出す場合は、眼窩腫瘍《がんかしゅよう》を疑う必要がある。

④眼圧が上がる＝緑内障のサイン

軽く目を閉じて、左右の人差し指の腹を静かにまぶたにあてがい、**静かに眼球を圧迫してみよう。このとき「硬く」感じるなら、**眼圧が上昇していて、緑内障《りょくないしょう》と考えていい（正常眼圧10～21㎜／Hg、これを超えると緑内障）。緑内障は、頭痛、吐き気（嘔吐《おうと》）、涙が出る、結膜充血、瞳孔散大《どうこうさんだい》、視力障害などの症状を伴う。これは水晶体を洗っている眼《がん》房水《ぼうすい》が増加して起きる病気で、漢方では、体内に余分な水分がたまる水毒症と考える。

2 ものもらいができるのは
——ただの「細菌感染」か

まつげの根元から黄色ブドウ球菌などの化膿菌《かのうきん》が侵入して、**まつげの近くに痛み、発赤、腫《は》れ、むくみを起こす**のがものもらい（麦粒腫《ばくりゅうしゅ》）である。目をこすったりするとかかりやすいが、体の抵抗力（免疫力）が落ちているサインのこともあるので要注意。

3 白目の変化が示す

――「黄色い白目」は肝臓、胆のう、すい臓の異変

①白目が黄色い＝肝臓、胆のう、すい臓の病変のサイン

肝臓病や胆のう、すい臓の病気などで、肝臓から十二指腸へ運ばれる胆汁の通り道（胆《たん》道《どう》）の流れが悪くなり、胆汁色素のビリルビンが血液中に吸収されて高ビリルビン血症になると、早期には**白目が、そのうち次第に全身の皮膚が黄色味をおびてくる**（黄疸《おうだん》）。

「黄疸」は、皮膚より白目が先に黄色くなるのが特徴である（肝炎、肝硬変、肝臓がん、胆石、胆のう炎、胆のうがん、すい炎、すい臓がんなど）。

ミカンやニンジン、カボチャなどを食べすぎて起こる「カロチン血症」の場合、皮膚（とくに手の皮膚）が黄色くなるが、白目は決して黄色くならない。カロチン血症は健康には何の害も及ぼさない。

なお、高脂血症の人は、白目に脂肪が沈着し、やや黄色味をおびることがある。

②白目の出血＝血行不順のサイン

白目の出血は激しいくしゃみやせきをした場合や、排便時のいきみすぎ（努責《どせき》）、それに高血圧の患者に起こりやすい。

漢方でいうと、あざ（皮下出血）と同じく、瘀血《おけつ》（血行不順）の一症状である。この症状が出ると本人も周囲も動転し、あわてて病院に行くことが多い。しかし、「何ら心配ない」と医師からいわれることがほとんどである。

なお、いわゆる「血走ったような目」は、目の充血をあらわしており、目の使いすぎからくる血行障害と考えていい。

怒ったり、極度の精神緊張でも目の充血が見られるが、これはストレスによる肝機能低下と関係がある。

「肝っ玉の大きい人」「肝だめし」という言葉があるように、肝臓は精神の中枢と漢方では考えるからだ。

4 角膜が示す

――「白い輪」があったら動脈硬化の証拠

私が医学生のころは、「**角膜のまわりを環状にとりまく白色の輪**は老人輪《ろうじんりん》とよばれ、老化のサインである」と習ったものだった。その後、老人輪の正体は、コレステロールの沈着であり、血管の内壁へのコレステロールの沈着＝動脈硬化と、ほぼ並行して起こることがわかった。つまり、老人輪がある人は、動脈硬化も存在しているわけだ。

内科医である私も、ときどき小児の診察もやるが、大人の診察のときと同様、目を下に向けてもらい、上まぶたを指で上方へめくって角膜の上縁を診ていたら、最近は10歳以下の小児にも、この老人輪が存在することに気づいた。

この点については、元日本大学小児科の教授で、小児成人病学の権威の大国真彦博士が、事故死や病死した小児の剖検所見から、「最近の子どもたちは、幼児期より動脈硬化が存在する」ことを確かめておられる。今どきの子どもたちは、幼少時から動脈硬化をはや患《わずら》っているのである。

目にあらわれる病気の前兆

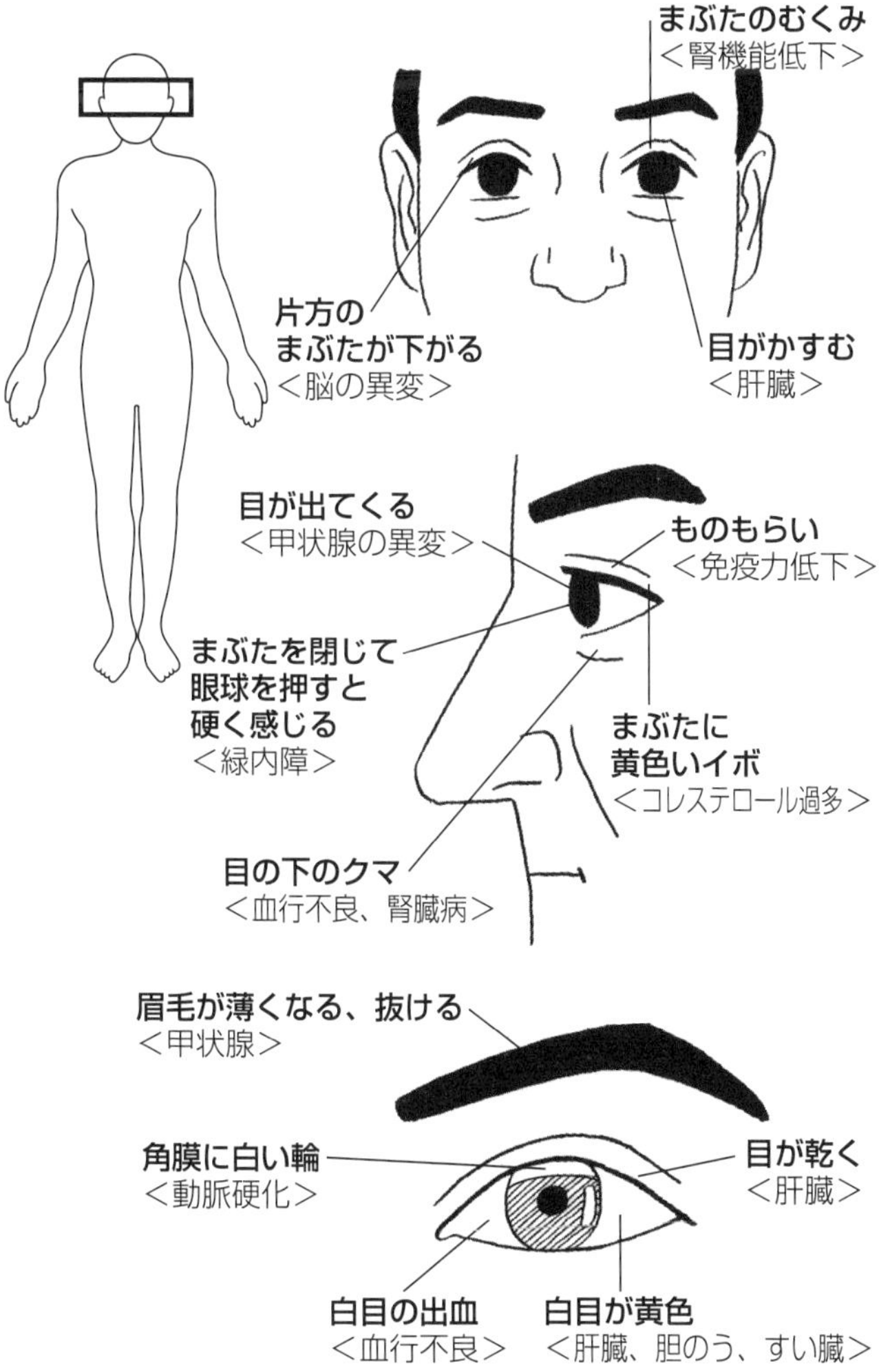
まぶたのむくみ
＜腎機能低下＞
片方の
まぶたが下がる
＜脳の異変＞
目がかすむ
＜肝臓＞
目が出てくる
＜甲状腺の異変＞
ものもらい
＜免疫力低下＞
まぶたを閉じて
眼球を押すと
硬く感じる
＜緑内障＞
まぶたに
黄色いイボ
＜コレステロール過多＞
目の下のクマ
＜血行不良、腎臓病＞
眉毛が薄くなる、抜ける
＜甲状腺＞
角膜に白い輪
＜動脈硬化＞
目が乾く
＜肝臓＞
白目の出血
＜血行不良＞
白目が黄色
＜肝臓、胆のう、すい臓＞

5 瞳孔が示す

――片側の瞳孔が大きかったら重大事

暗いところに行くと**瞳孔《どうこう》は散大《さんだい》**するものだが、失明や高度視力障害、興奮や恐怖、発熱、昏睡《こんすい》、緑内障などでも散瞳《さんどう》する。

逆に、**瞳孔が小さくなる**のは、明るい場所や、麻酔の痛み止めのモルヒネを投与したときである。また、高齢者では、つねに縮瞳傾向にある。

片側の瞳孔だけがとくに大きくなっている（一側性散瞳）ときは、中硬膜《ちゅうこうまく》動脈が出血し、脳神経の動眼神経が圧迫されて麻痺をきたしていることをあらわし、緊急手術が必要である。

6 まぶたの変化が示す──「朝、まぶたがむくむ」のは腎臓の機能低下

①まぶたがむくむ＝起床時にあらわれたら腎機能低下のサイン

起床時に「まぶた」の周囲がふくらむのは、急性腎炎や糖尿病性腎症などをはじめとする腎機能低下が原因である。同じ腎臓病でも、ネフローゼの場合、まぶただけでなく全身がむくむ。

ちなみに、心臓病のむくみは足からはじまり、午後になるとひどくなるのが特徴である。肝臓病のむくみは、腹水からはじまることが多い。

また、まぶたや唇（ときに手足や外陰部）に、発作性や一過性で、そこに限って生じるむくみは「クインケの浮腫《ふしゅ》」といわれ、アレルギーの反応による毛細血管の透過性の亢進《こうしん》が原因と考えられている。

②下まぶたの裏の赤みが薄い=貧血のサイン

下まぶた（下眼瞼《かがんけん》）を人差し指で下のほうへめくって、鏡で見て、赤味が足りない（白っぽい）ときは貧血である。まぶたの裏には多くの毛細血管が走っているので、ここで血液の量（色）を判断することができる。赤血球数（正常400万〜500万個／㎣）が少ないか、赤血球の色を出している血色素=ヘモグロビン（12〜16g／dℓ）が少ないと、本来、赤味があるまぶたの裏の赤味が薄くなる。

③まぶたに黄色のイボのようなもの=コレステロール過多のサイン

まぶたにできる黄色いイボのようなもの（腫瘤《しゅりゅう》）はコレステロールが沈着してできたもので、総コレステロールが260mg／dℓ（正常130〜220mg／dℓ）になるとあらわれることが多い。ほかに手のひら、手指の関節の内側など、シワの部分にできやすい。

④まぶたが下がる=脳の病変のサイン

上まぶた（上眼瞼《じょうがんけん》）は、第Ⅲ脳神経の動眼神経により、動きが調節されている。**片側のまぶたどちらか一方が下がること、両まぶたとも下がること**で次のことが疑われる。

（1）片側だけ下がる場合（一側眼瞼下垂《いっそくがんけんかすい》）

動眼神経を麻痺させる病変として、くも膜下出血、脳炎、髄膜炎《ずいまくえん》、脳腫瘍などがあげられる。いずれにしても、すぐ脳神経外科を受診すべきである。

（2）両側とも下がる場合（両側《りょうそく》眼瞼下垂）

両側の場合、重症筋無力症（全身の筋力が低下する難病）が疑われる。まぶたの筋肉を疲労させると悪化するので、朝より夕方がひどくなるし、まばたきをくり返すと悪化する。

⑤まぶたを閉じられない（閉瞼不能《へいけんふのう》）＝顔面神経麻痺のサイン

まぶたが閉じられないのは、顔面神経麻痺の症状だ。第Ⅶ脳神経（顔面神経）に支配されている眼輪筋の収縮ができないためである。

⑥上下のまぶたが見開く（眼瞼開大）＝甲状腺機能の亢進のサイン

バセドウ病（甲状腺機能亢進症《こうしんしょう》）において、交感神経の過緊張のため、眼瞼挙筋《がんけんきょきん》のれん縮（細かくケイレンして収縮する）が起こって**上まぶたが上がり、眼瞼が広くなる。**

そのために、まばたきの数が少なくなり、まばたきの速度も遅くなる。

7 目のクマが示す

――腎臓の弱りで血液中の毒素、老廃物が増加

目の下にクマができるのは漢方でいう瘀血《おけつ》（血行不順）の一症状である。しかし、腎臓病のときに同様の症状が出ることがある。腎臓病で血液中の老廃物や毒素の排せつが低下すると、目の下の皮膚はほかの部分よりも薄いために血液の汚れが反映しやすく、黒ずんで見えるためである。

8 眉毛の変化が示す

――「外側3分の1」が薄くなっていませんか

甲状腺機能低下症（粘液水腫《ねんえきすいしゅ》）では、**頭髪も薄くなるが、眉毛《まゆげ》も薄くなる。とくに、外側の3分の1が先に薄くなる**のが特徴で、この病気を診断する決め手の一つになる。

「耳」でここまでわかる

漢方では、「腎は耳に開孔《かいこう》す」とか「腎気は耳に通じ、腎和すればよく五音を聞く」などという。よく見ると、腎臓と耳の形はほぼ同じであるので、腎臓の働きと耳の働きが、ある面、共通しているのは想像に難《かた》くない。

とくに漢方でいう「腎」は、西洋医学でいう腎臓はもちろん、副腎、泌尿器、生殖器のほか、生命力そのものをあらわす。「腎」の力が衰えた状態を「腎虚《じんきょ》」というが、これは下半身が衰えて、生殖器や生命の力が減衰していることを示している。

したがって、腎の衰え＝腎虚があると、耳鳴りや難聴などの老化の症状があらわれてくるわけだ。

ほかに「耳」では、次のような病気が診断できる。

1 耳のコブが示す
――「痛風」のはじまり

耳の軟骨（耳輪《じりん》外縁部）に沿って、尿酸（塩）が沈着して「コブ」ができる。ふつう「痛風」は、足の親指の関節に尿酸（塩）が沈着して発症することが大部分であるが、耳にできる痛風結節《けっせつ》から診断できることもある。

2 耳たぶのシワが示す
――「心臓病」が起こるサイン

発生学的には、耳と心臓は形も似ていて近い存在とされているが、最近、シカゴ大学医学部のウイリアム・J・エリオット助教授の発表した「耳たぶと心臓病」との関連性に関する研究は興味深い。博士は54歳から72歳までの次の１０８人を8年間にわたり調査した。

耳・鼻にあらわれる病気の前兆

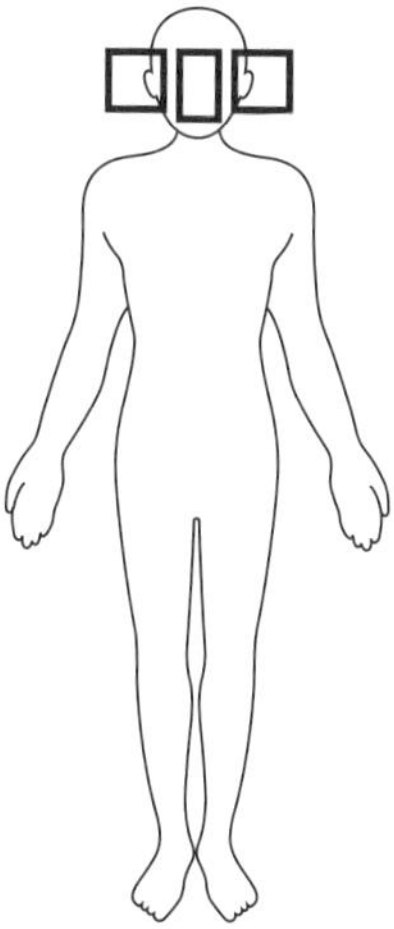

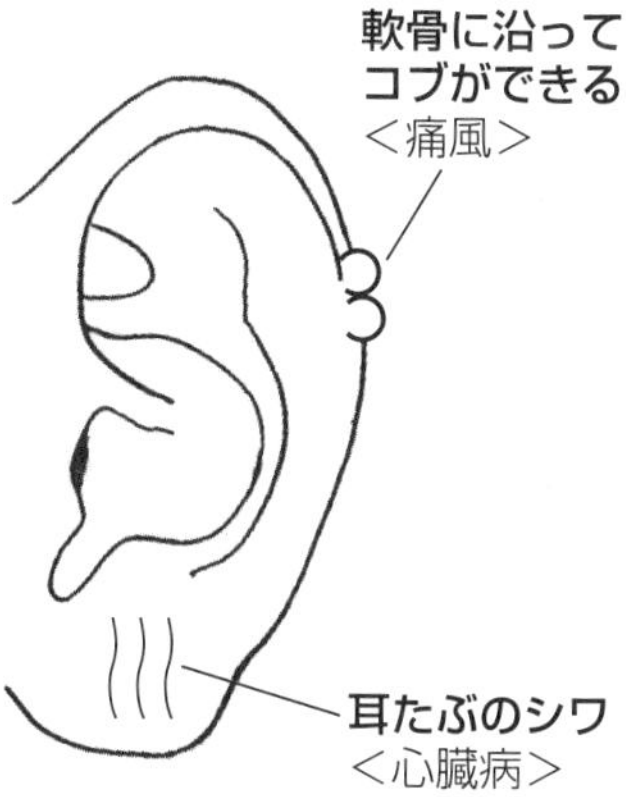

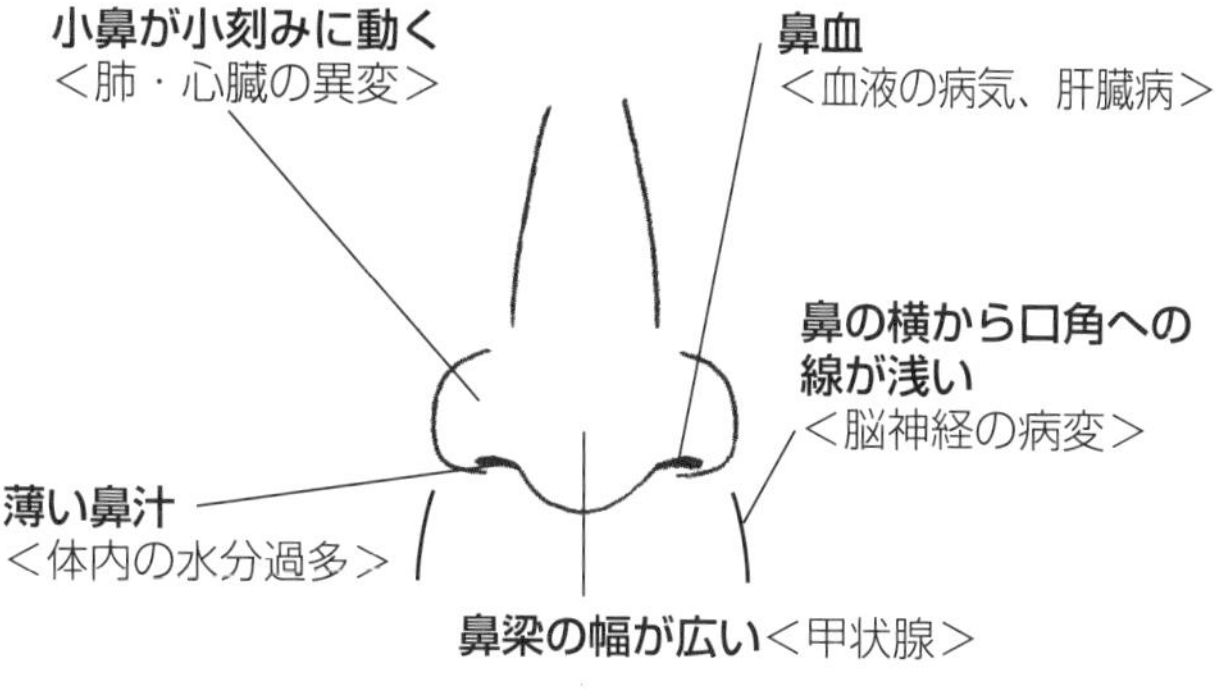

・耳たぶにシワがあり、冠状動脈疾患（狭心症、心筋梗塞など）がある群（27人）
・耳たぶにシワがあるが、冠状動脈疾患はない群（27人）
・耳たぶにシワはないが、冠状動脈疾患がある群（27人）
・耳たぶにシワはなく、冠状動脈疾患もない群（27人）

に分け、8年間で亡くなった人の死因を分析したところ、次の事実がわかった。

①「耳たぶにシワのある人」が心臓発作などの心臓疾患で死亡した件数は、「シワのない人」の約3倍。

②「耳たぶにシワがあるが、冠状動脈疾患のない人」の心臓疾患死亡率は、「耳たぶにシワはなく、冠状動脈疾患もない人」の約6倍。

耳たぶのシワは、35歳以上の人に見られ、単なる老化現象のこともあるが、心臓病の予兆であることを、研究は示唆している。

耳たぶには、動脈の毛細血管が多く存在し、また、脂肪もたっぷりある。体内の動脈硬化が進んでくると、まず耳たぶの動脈硬化がいち早く顕在化し、耳たぶ内の血流が減少する。すると、耳たぶ内の脂肪も栄養不足により萎縮し、シワとなるのである。

「鼻」でここまでわかる

風邪が長引き、濃いタンやせきが頻発し、ノドの痛みや鼻づまりもあるという症状の人に、漢方では「清肺湯《せいはいとう》」という薬をよく使う。この処方薬からもわかるように、漢方でいう「肺」は、西洋医学でいう肺と鼻も含めた呼吸器全体のことを指す。鼻はまさに呼吸器の一部なのである。

鼻の大きさや形によって次のような特徴がある。

・鼻がどっしりと大きい……呼吸器が発達している
・鼻が小さい……呼吸器が弱く、気管支炎や肺炎を起こしやすい
・鼻梁《びりょう》の幅が広い……粘液水腫《ねんえきすいしゅ》（甲状腺機能低下症）を起こしやすい

1 小鼻が小刻みに動くのは
——呼吸器が弱っているサイン

小鼻（鼻翼《びよく》）が呼吸に際し、小刻みに動くときがある。これは、呼吸がしにくい（呼吸困難）というサインで、肺炎、ぜんそく、気管支炎、心臓病、死ぬ直前の人などで見られ、呼吸器の力が弱っていることをあらわす。

2 鼻の頭が赤いのは
——血行不順があらわれている

「鼻の頭が赤い」のは、毛細血管に血液が滞っている状態で「瘀血《おけつ》」の一つの徴候であり、痔、静脈瘤、脳梗塞や心筋梗塞にかかりやすいことを示している。

また、大酒飲みの鼻の頭の赤さ（酒皶鼻《しゅさび》）も肝機能障害による血行不順と考えていい。

3 鼻血が示す
——肝臓病、血液の重篤な病気の可能性

鼻血は鼻粘膜が弱い人が、鼻をかんだり、ほじったりという物理的刺激で起こることもあるが、そうでないなら、さまざまな重篤《じゅうとく》な病気のサインのこともあるので要注意である。

①血液の病気

白血病、再生不良性貧血、特発性血小板減少性紫斑病などの血液の病気で、止血作用をする血小板が減少した場合、鼻血が出ることがある。

②慢性の肝臓病

肝硬変や肝臓がんなどの慢性の肝臓病において、肝臓で産出される凝固因子（タンパク質）の産生が不足した場合、鼻血が出ることがある。

③瘀血《おけつ》

漢方でいう瘀血＝血行不順により、皮下出血（あざ）、生理の出血過多、肩こり、頭痛、のぼせなどの一連の症状の一つとして、鼻血が出ることがある。

④高血圧、アレルギー、ある種の薬の副作用

これらの原因などで出血することもある。

4 鼻汁が示す

――「薄い鼻汁」は体内の水分過多の証拠

・**薄い鼻水**……アレルギー性鼻炎や、水毒傾向にある人の風邪の症状の一つとして見られる。いずれにせよ、体内に余分な水分がたまっている証拠である。

・**濃い鼻汁や鼻づまり**……鼻炎や副鼻腔《ふくびくう》炎など、細菌感染症をあらわす。抗生物質を使って治療しなければならないこともあるが、「炎症」が起こるのは、食べすぎ（や運動不足）による血液の汚れが原因であることを自覚する必要がある。

「口」でここまでわかる

1 口臭が示す

——「血液の汚れ」や「肺の病気」が考えられる

西洋医学的には口臭があると、まず、虫歯や歯槽膿漏《しそうのうろう》をチェックし、次に胃炎や胃潰瘍などがないかと胃の検査をして、異常がなければ「原因がわからない」となる。

しかし、血液内の老廃物、有毒物で水に溶けるものは、尿として排せつされるが、水に溶けない油性や揮発性のものは、肺から息として排せつされる。アルコールを飲んだ次の日に吐く息がアルコールくさいのはそのためだ。この点からも、タバコを吸わない人でも血液が汚れていれば肺がんにかかりうることが理解できよう。

なぜなら、私見によれば、がんは血液の汚れの集積・浄化装置なのだから（231ページ）。したがって、口臭の原因の大半は、血液の汚れや肺の病気にあると考えていい。

①血液の汚れによる口臭

（1）尿毒症

尿毒症や透析《とうせき》を受けている人の吐く息はアンモニア臭ないし、尿臭がある。これは血液中の老廃物であるアンモニアが、尿から排せつできずに肺から呼気として出ているためだ。

（2）糖尿病

糖尿病患者が、高度のアチドージス（酸血症《さんけつしょう》）に陥ると、吐く息がやや甘い果実のような臭いを呈してくる。

（3）重症の肝機能障害

肝硬変や肝臓がんなど重症の肝障害の末期には、マウス（ネズミ）の飼育室内の臭いの口臭を呈してくる。これは、「肝性口臭」といわれ、予後不良のサインである。

②肺の病気（肺化膿症）

化膿菌《かのうきん》によって肺組織が急速に破壊されると、**魚の腸《はらわた》や野菜の腐ったような口臭**がする。肺炎や肺がん、脳卒中で誤って肺に飲食物を吸い込んだことなどが原因である。

③胃の不調

胃の働きが十分でない場合や食べすぎで食物が胃の中に長くとどまると、異常発酵し、**腐敗臭や酸臭**がする。また、食べすぎや化学物質（薬品や硫酸、塩酸などの誤飲）によって、胃炎が起き、胃壁の一部が壊死《えし》すると、**生肉の腐ったような悪臭**がすることがある。

④歯の病気

歯肉炎や歯槽膿漏など、歯ぐきに細菌感染が起こると、**腐敗臭**がする。

⑤鼻の病気

蓄膿症、慢性鼻炎、風邪に伴う急性鼻炎のときは、細菌感染によって生じた鼻汁が「**腐ったウミ**」**のような臭い**を発することがある。

2 唇が示す

――「唇を胃の最上部」として見ると……

①唇が太く分厚くなる＝単なる「むくみ」か「ホルモンの異常」か

粘液水腫《ねんえきすいしゅ》（甲状腺機能低下症）や末端肥大症などのホルモンの分泌異常の病気のほか、ネフローゼなどのように、単純に「むくみ」が原因で**唇が太く分厚くなる**こともある。

②唇が白い、赤い＝貧血、疲労のサイン

唇は、口腔《こうくう》や眼瞼《がんけん》結膜と同様、粘膜なので、血液の色をよく反映し、赤色を呈している。よって、**唇が白っぽく見えるとき**は、貧血があることを示し、逆に、**赤すぎるとき**は、発熱していることを示す。ただし、発熱がなくても、疲労や衰弱で体内に水分不足を生じ、唇や舌などが、局所的に熱を持ち、赤くなることもある。

③唇が乾燥する＝体内の水不足のサイン

唇は、だ液によって一定の潤いを保っている。発熱、糖尿病、胃腸の炎症、疲労、老化などにより、体内が水分不足に陥ると、だ液の分泌も低下するので**唇が乾く**。

④口角の亀裂や口内炎、口のまわりの吹き出物＝胃、大腸の不調のサイン

西洋医学では、ビタミンB_2欠乏により**口角《こうかく》の亀裂（口角炎）が起こる**としている。

しかし、口は胃腸の一部（最上部）であることを考えれば、口角炎や口のまわりの吹き出物や口内炎は、食べすぎや飲みすぎによる胃の炎症や、便秘による大腸の不調が原因で起こることのほうが多い。

⑤単純性ヘルペス＝高熱の後遺症

唇や鼻のわきにできる1～数個の小さな水疱で、周囲はやや発赤があり、軽度の痛みを伴う。やがて、破れてカサブタをつくる。ヘルペス・ウイルスが病原ウイルスとされるが、腸炎や風邪などで高熱を出した後に生じやすい。

3 だ液でわかる

――「口と目の乾き」が一緒に起こるなら

①口が乾く＝シェーグレン症候群も疑われる

口の乾きが涙の分泌低下と同時に起こるのであれば、膠原病《こうげんびょう》の一種のシェーグレン症候群（36ページ）が疑われる。

②だ液の分泌過多＝「水毒」のサイン

西洋医学的には、**だ液が多くなりすぎる**病気として、パーキンソン病があげられる。

漢方では「水毒」（146ページ）の一症状と考える。水やお茶、ビールなど水分を摂りすぎる人で、ほかに、くしゃみ、鼻水、嘔吐、下痢、頭痛、むくみなど、いずれかの症状を併せ持つことが多い。

4 舌の形が示す

――体内の水分量がてきめんにあらわれる

①舌が腫《は》れる（巨大舌《きょだいぜつ》）＝体内の水分過多のサイン

巨大舌は西洋医学的には、粘液水腫《ねんえきすいしゅ》（甲状腺機能低下症）や末端肥大症のときに見られる所見とされている。

舌は、筋肉であるので、診察のときに患者さんに舌を出してもらうと、細長く、スッと出てくることが多い。しかし、体内に水分が多い人（水太りや水毒の人）は、**むくんだような、ふくらんだような舌**がボテッと出てくる。そんな舌の場合、舌の辺縁がデコボコしていることが多いものだ。舌が大きいため、下あごの歯に押しつけられて、歯形がついたためである。

口にあらわれる病気の前兆

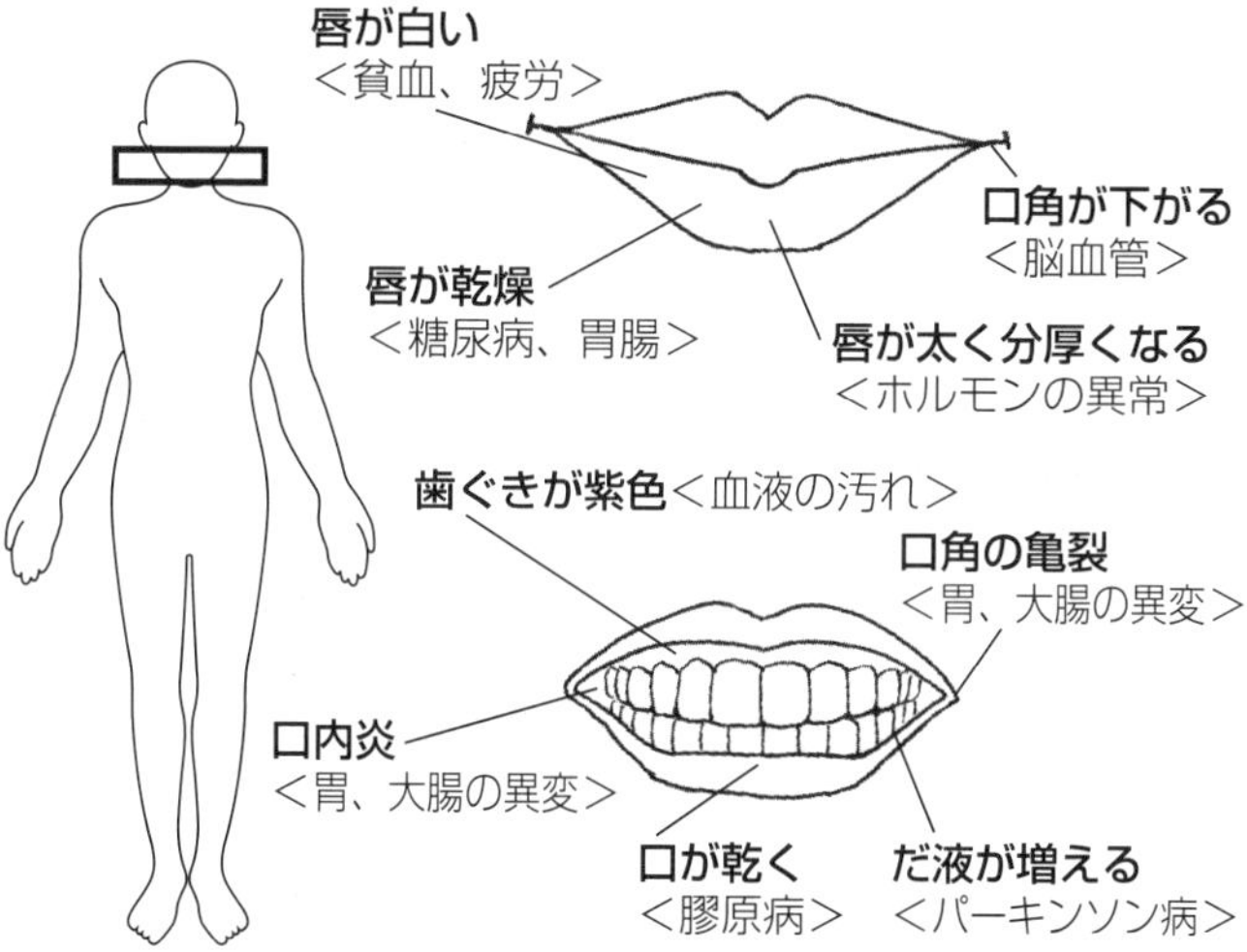
唇が白い
<貧血、疲労>
口角が下がる
<脳血管>
唇が乾燥
<糖尿病、胃腸>
唇が太く分厚くなる
<ホルモンの異常>
歯ぐきが紫色<血液の汚れ>
口角の亀裂
<胃、大腸の異変>
口内炎
<胃、大腸の異変>
口が乾く
<膠原病>
だ液が増える
<パーキンソン病>

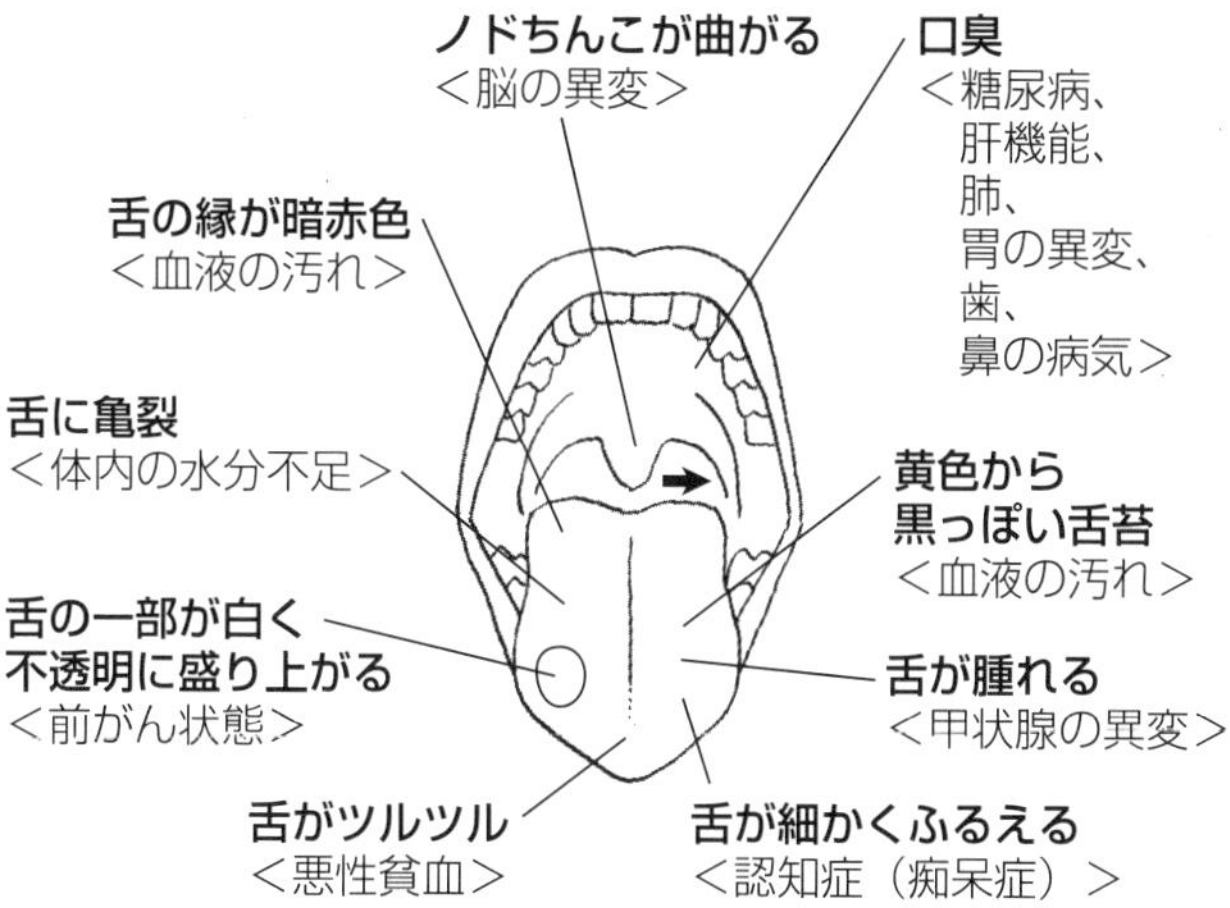
ノドちんこが曲がる
<脳の異変>
口臭
<糖尿病、
肝機能、
肺、
胃の異変、
歯、
鼻の病気>
舌の縁が暗赤色
<血液の汚れ>
舌に亀裂
<体内の水分不足>
黄色から
黒っぽい舌苔
<血液の汚れ>
舌の一部が白く
不透明に盛り上がる
<前がん状態>
舌が腫れる
<甲状腺の異変>
舌がツルツル
<悪性貧血>
舌が細かくふるえる
<認知症（痴呆症）>

②舌に亀裂が入る＝体内の水分不足のサイン

舌の中心に存在する正中線《せいちゅうせん》以外に亀裂が存在すれば、体内の水分不足による舌の乾燥をあらわしている。

③舌の表面がツルツルになる＝悪性貧血のサイン

舌の表面の小さいデコボコの隆起（舌乳頭《ぜつにゅうとう》）が萎縮し、**舌表面がツルツルになり光沢があるときは**、悪性貧血（ビタミンB_{12}不足による）のサインである。

舌炎《ぜつえん》を併発すると、舌が赤くなり、痛みを伴う。

5 舌の色が示す

――血液の状態がわかる

①舌が赤くなる＝体内に熱がこもっているサイン

舌が著しく赤くなり、しかも、舌乳頭《ぜつにゅうとう》が腫れている場合は、しょうこう熱の重要な所見である。

舌乳頭の腫れがなく、舌全体が単に赤いときは、体内のうつ熱、水分不足をあらわしている。

②舌が白っぽくなる＝貧血の人、冷えの人の特徴

舌の色も、血液の色をよく反映するので、**白っぽい舌は、**貧血傾向をあらわしている。

ほかに、体内に水分が多い水毒症の人や、冷えのために血行が悪い人も、舌が白っぽくなりやすい。

③舌が暗赤色を呈す＝血行不良が起きている

舌全体が本来のピンクがかった赤色でなく、**紫がかった暗赤色をしていたり、舌の辺縁だけが同様の暗赤色**を呈しているときは、漢方でいう瘀血《おけつ》のサインである。

つまり、体内の血行不順をあらわす。

このときは、舌を出して鼻のほうに向けて上にあげ、舌の裏（舌下《ぜっか》角《かく》）を見ると、舌下面の2本の静脈が暗紫色にグロテスクにふくらんでいることが多い。

瘀血が存在すると、肩こり、頭痛、冷え、のぼせ、めまい、耳鳴り、生理不順、生理痛などさまざまな不定愁訴が生じやすいほか、ひどくなると、脳梗塞や心筋梗塞などの血栓症を起こしやすくもなる。

6 舌の動きでわかる

――「脳に異変！」のサイン

①舌が曲がる（偏位《へんい》）＝脳の異変のサイン

脳梗塞《こうそく》や脳出血など、脳の何らかの病変により、第Ⅻ脳神経の舌下神経が麻痺すると、舌を出させた場合、**舌が曲がる**（麻痺側へ偏位する）。

②舌が細かくふるえる＝認知症につながる場合も

精神緊張、甲状腺機能亢進症《こうしん》、慢性アルコール中毒、認知症などのとき、**舌が細かくふるえる**のが見られる。

7 舌苔《ぜったい》が示す

——舌の表面の色、様子が体内の老廃物をあらわす

舌苔とは、舌の表面に存在する苔状のもので、古くなって剥離《はくり》した舌の上皮、食べ物の残りかす（残渣《ざんさ》）、細菌からなっている。西洋医学では、口呼吸、急性疾患、だ液の減少による口内乾燥、鼻腔《びくう》栄養や点滴で口の運動がない場合、歯磨きを長期間おこたった場合、胃腸病、熱性疾患、便秘、ヘビースモーカー、夜ふかしなどで見られるとされている。

しかし、断食中には、口臭、濃い尿の排せつ、汚いタンや宿便の排せつとともに、舌苔が厚くなっていく。舌苔の色が、白～黄～うす茶～茶～こげ茶～黒色と濃くなる人ほど、体内に老廃物がたまっているということが、長年の断食指導からわかっている。したがって、舌苔の量や色の濃さは血液の汚れと比例している、と考えていいだろう。

①舌苔が黄色～黒っぽい＝血液が汚れているサイン

舌苔が黄色から茶～黒っぽい色になるのは体内に老廃物がたまっている、つまり、血液

が汚れていることを示す。発熱すると黄色い舌苔が大量に発生してくるのも、発熱により、血液中の老廃物が、舌表面をはじめ、汗や尿などから旺盛に排せつされていることを示す。

②舌苔がほとんどなく、湿っている＝余分な水分が多いサイン

舌苔がほとんどなく、舌表面に水分が多く存在する人は、体内に余分な水分が多い状態＝水毒（146ページ）をあらわしている。

③舌苔が均一でなく、まだら（地図状舌）＝体力の低下のサイン

舌苔が均一でなく、まだらな状態は、消化不良、体力低下、神経症の人にあらわれやすい。

④白板症《はくばんしょう》＝前がん状態のこともある

舌上皮が増殖して盛り上がってできる、硬くて白色不透明の状態。ヘビースモーカーによく見られるが、前がん状態のこともあるので要注意である。

8 歯ぐきの様子が示す

――「紫色の歯ぐき」は血液の汚れサイン

①歯ぐきの色素沈着＝血液が汚れているサイン

歯ぐきの色は、元来ピンク色であるが、**歯ぐき全体が紫色がかっていたり**、歯ぐきのところどころに、紫〜茶色の色素が沈着している場合は、瘀血《おけつ》のサインである。

また、歯が浮いたり、しみたりするのも、疲れなどによる血行不良を示している。

②歯肉の出血、腫《は》れ、退縮《たいしゅく》＝歯槽膿漏《しそうのうろう》のはじまり

歯槽膿漏にかかると、歯ぐきの腫れや出血、排膿《はいのう》を伴い、歯肉が少なくなるので、歯と歯の間にすき間ができ、**歯も長く見える**。口臭を伴うことも多い。

9 口の中が示す

――「声のかすれ」と「肺の異変」の関係

①ノドちんこ（口蓋垂《こうがいすい》）の偏位《へんい》＝脳の異変のサイン

脳出血、脳梗塞、脳腫瘍《しゅよう》などの脳の病気により、第X脳神経の迷走神経麻痺が起こると、**口蓋垂（ノドちんこ）は、左右どちらかの側に引っ張られ、**偏位する。

左側の脳に病変があれば右側（「健側」＝健康な側）に引っ張られ、右側の脳の病変は健側である左側に偏位する。

②嗄声《させい》（かすれ声）＝肺の異変のサイン

かすれた声の場合は喉頭炎《こうとうえん》、喉頭腫瘍、反回《はんかい》神経麻痺などの原因がある。

反回神経は、胸部内、頸部《けいぶ》において多くの器官と接するので、肺がんなど、がん腫による圧迫で麻痺をきたし、かすれ声が生ずることがある。

③口内炎＝免疫低下のサイン

舌、歯肉《しにく》、口腔内粘膜に炎症が起こり、**発赤、びらん、むくみ、白苔《はくたい》**などをきたす。口内炎をくり返す人は、便秘や下痢をはじめとする胃腸の不調、疲れなどからくる免疫低下のサインであることもあるので要注意。

④アフタ＝難病が疑われる

アフタとは舌、唇、口腔内粘膜に**直径1ミリ～1センチくらいの小水疱《しょうすいほう》**としてはじまり、そのうちに破れて二次感染を起こして、浅い潰瘍《かいよう》を作り、白苔でおおわれたもの。

このアフタが再発をくり返し、同時に外陰部潰瘍や目のブドウ膜炎《まくえん》が存在すると、ベーチェット病（全身に炎症の症状を起こす厚生労働省指定の難病）が強く疑われる。

「首」「背中」でここまでわかる

1 リンパ節が示す

——「押して痛い腫《は》れ」ならまだ安心

頸部《けいぶ》のリンパ節が腫れて大きくなるのは、炎症性または腫瘍性《しゅようせい》のいずれかの病変で起こる。

炎症性疾患としては、急性単純性リンパ節炎（細菌感染による）、風疹《ふうしん》、水痘《すいとう》、麻疹《ましん》、結核、梅毒《ばいどく》、サルコイドーシス（原因不明の多臓器疾患。厚生労働省指定の難病）などがある。また、腫瘍性疾患としては、がんのリンパ節転移、白血病、悪性リンパ腫、リンパ肉腫症などがあげられる。

腫れたリンパ節を触ってみて、圧痛《あっつう》があるときは炎症性で、逆に**圧痛がないとき**は腫瘍性と考えてよい。したがって、痛みがあるほうが安心ということになる。ただし、炎症性のリンパ節の腫れでも、結核性リンパ節炎や梅毒、サルコイドーシスなど慢性に経過するものは圧痛がない。

首の腫瘤《しゆりゆう》は、ときとして甲状腺《こうじようせん》かリンパ節（腫）か、見分けるのが困難であるが、つばを飲み込み（えん下《げ》運動）ながら、首の部分を見るとすぐわかる。

・甲状腺……えん下運動により上下に動く
・リンパ節……えん下運動により上下に動かない

2 甲状腺が示す

——病気が「良性」か「悪性」かの違いは

正常な甲状腺《こうじようせん》は、約20ｇの重さがあって、気管前面に位置している。甲《かぶと》の形をしているので甲状腺と呼ばれる。この甲状腺からは、新陳代謝をよくするサイロキシンというホ

首・背中にあらわれる病気の前兆

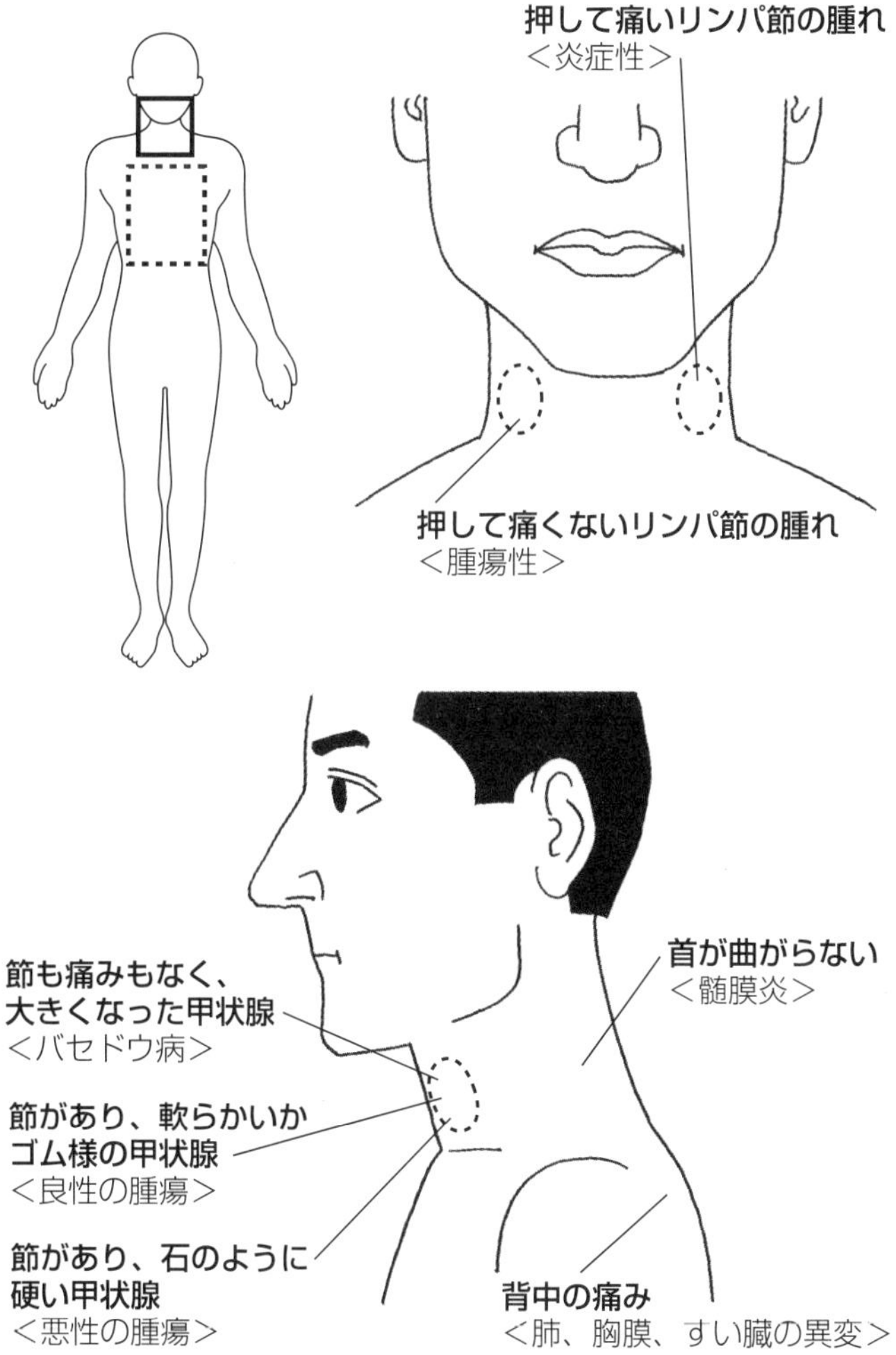

ルモンが分泌されている。

甲状腺の異変は、**触って、形や硬さなどは元通りのままで、ただ大きさが増大している場合**は、「びまん性甲状腺腫」といい、**一部または多数の結節《けっせつ》が触るとわかる場合**を「結節性甲状腺腫」という。

甲状腺におけるホルモンの合成と分泌が増加し、発熱、発汗、下痢、ふるえ、イライラ、高血圧、眼球突出など、新陳代謝が旺盛になりすぎる病気を「甲状腺機能亢進《こうしん》症」といい、バセドウ病が大部分を占める。バセドウ病では、甲状腺はびまん性に腫れ、触診すると硬くて弾力があり、境界も明瞭である。押しても痛みはない。

甲状腺がんの場合は、「結節性」も呈していて、**石のように硬い**。一般的に良性のときは**軟らかいか、ゴム様の硬さ**で、悪性の場合はきわめて硬く、周囲と癒着《ゆちゃく》していることが多い。

一方、甲状腺ホルモンの合成と分泌が低下し、新陳代謝が低下するために寒がり、皮膚が白く冷たく浮腫《ふしゅ》状になり、動作や思考が緩慢になる状態は、「甲状腺機能低下症」といわれ、自己免疫病による「慢性甲状腺炎」により発症することが多い。

「慢性甲状腺炎」と、ほぼイコールの疾患が橋本病《はしもとびょう》である。これは、橋本策《はかる》博士らが1

９１２年に発表した「びまん性甲状腺腫」の症例から名づけられた。橋本病では甲状腺機能低下症を起こすことが多いが、血中甲状腺ホルモン濃度は正常なこともある。

そのほか、思春期の少女や妊娠中の婦人にときに見られるびまん性の甲状腺腫に、単純性甲状腺腫がある。これらは軟らかく、押しても痛みもなく、自然に消滅することが多い。

3 首の後ろ・背中が示す
――「首が曲がらない」のが特徴の病気がある

発熱と激しい頭痛を伴い、しかも**首を前方へ曲げようとしても、項部《こうぶ》（首の後ろ）が強直《きょうちょく》（強く固まってしまう状態）して、曲がらない**場合は「髄膜炎《ずいまくえん》」が強く疑われる。

首のこり、肩のこりは、首や肩の筋力低下や血行不良のあらわれである。

背中の痛みの場合は、筋肉痛の場合も多いが、肺や胸膜の病気、すい臓病など、さまざまな疑いが考えられる。

「胸」でここまでわかる

——「痛み方」の違いにあらわれる前兆信号

1 胸の痛みが示す

①狭心症、心筋梗塞

狭心症は、心臓の筋肉に栄養や酸素を送る冠状動脈が動脈硬化や寒さや、ストレスなどによって狭くなり、一時的に血行が悪くなるため、胸の中央の胸骨あたりが痛む病態である。

痛みは、胸骨を上中下の三つに分けると、上3分の1と中3分の1に起きることが多い。

胸にあらわれる病気の前兆

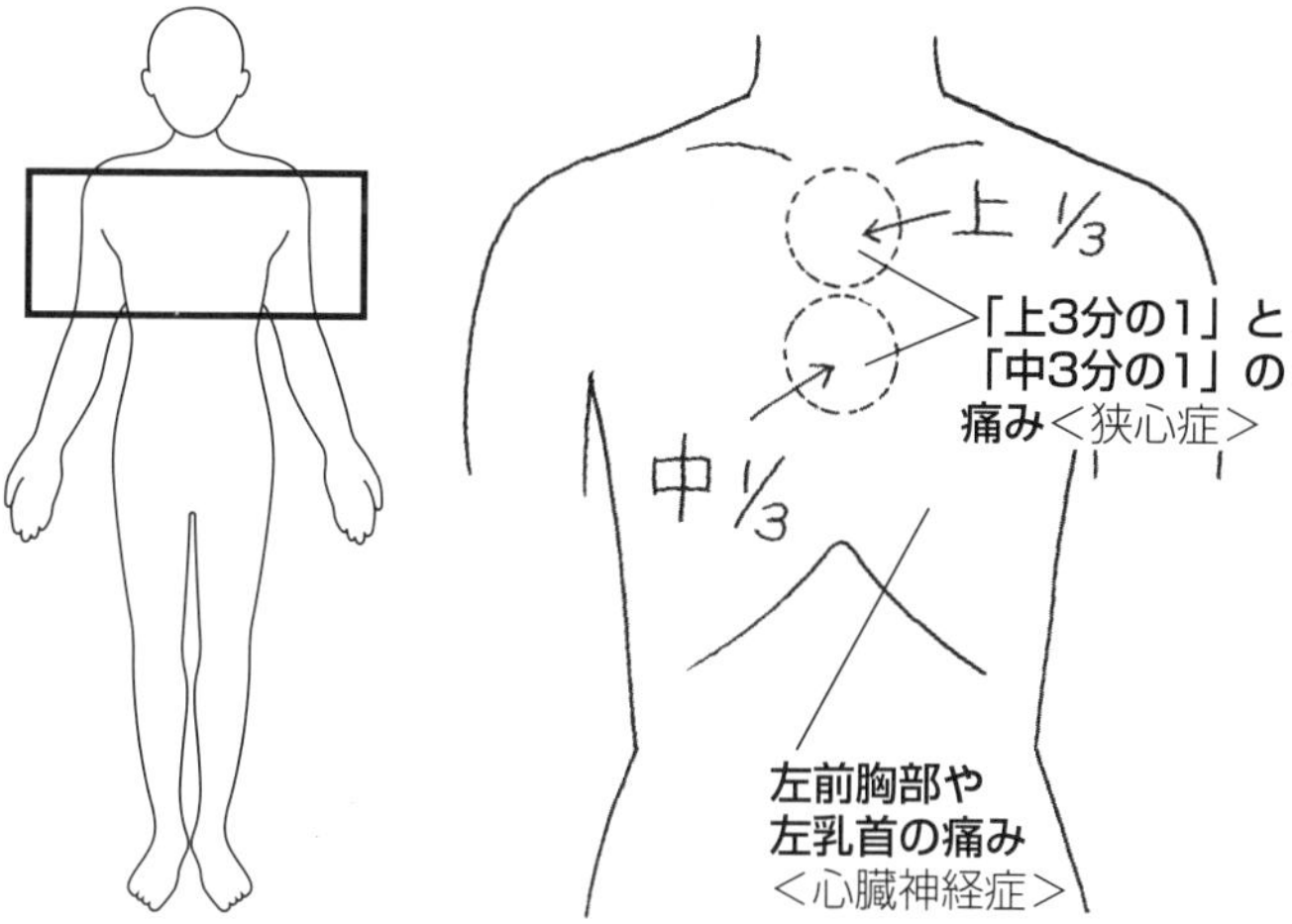
上1/3
中1/3
「上3分の1」と
「中3分の1」の
痛み＜狭心症＞
左前胸部や
左乳首の痛み
＜心臓神経症＞

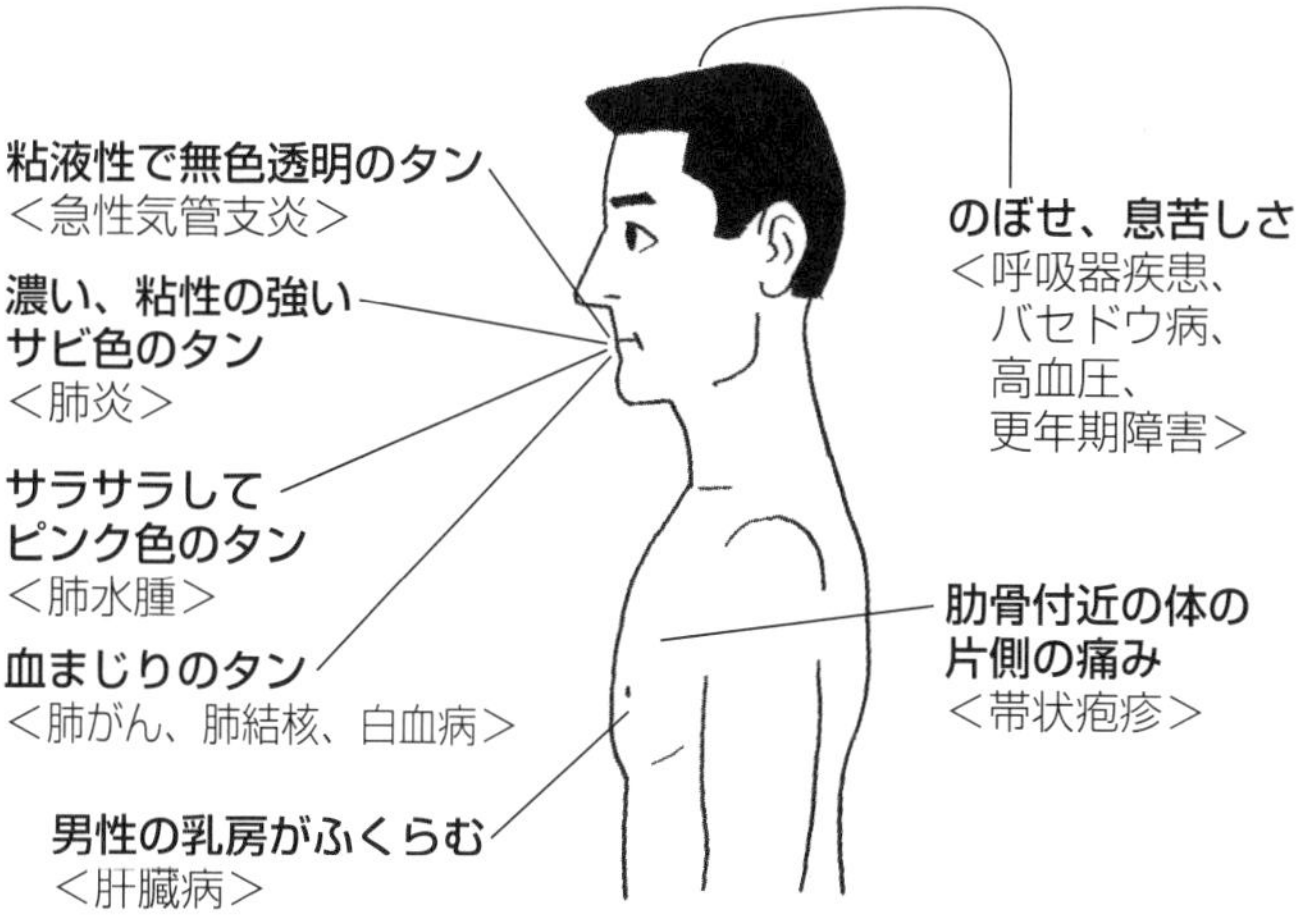
粘液性で無色透明のタン
＜急性気管支炎＞
濃い、粘性の強い
サビ色のタン
＜肺炎＞
サラサラして
ピンク色のタン
＜肺水腫＞
血まじりのタン
＜肺がん、肺結核、白血病＞
男性の乳房がふくらむ
＜肝臓病＞
のぼせ、息苦しさ
＜呼吸器疾患、
バセドウ病、
高血圧、
更年期障害＞
肋骨付近の体の
片側の痛み
＜帯状疱疹＞

「**しめつけるような**」「**押さえつけられるような**」、ときに「**えぐるような**」痛みに襲われ、窒息感を伴うこともあるが、安静にすると数分で消失することが多い。

心筋梗塞《しんきんこうそく》は、冠状動脈に血栓が生じ、そこより先の心筋が壊死《えし》を起こす状態で、いわゆる急性心不全に陥り、最初の発作で約3分の1の人が絶命する。その発作は、安静時や睡眠中など、血流が悪くなったときに起こりやすく、「**引き裂くような**」「**燃えるような**」激痛が、胸骨あたりに走り、患者は死にそうな恐怖感に襲われ、胸のあたりをかきむしるような動作をすることがある。痛みは左肩や左上肢に及ぶこともある。

また、心臓神経症という症状もある。この場合は、胸骨部ではなく、心臓がある左前胸部と左乳首のあたりに、「**数秒間の刺すような痛み**」または、「**数秒間から数日にわたる軽い鈍痛**」を訴えるのが特徴だ。心臓神経症とは、狭心症、心筋梗塞、心筋症などの器質的な心臓病は存在しないのに、「自分は心臓病で死ぬかもしれない」などと、不安と恐怖を持つ一種の神経症で、胸痛のほかに、動悸、不整脈、疲労感、窒息感などを訴える。戦場の兵士にしばしば起こるので「兵士の心臓」ともいわれる。

②胸膜の病気

肺組織には痛みを感じる感覚がないので、肺の病気が胸膜（肋膜《ろくまく》＝肺を包んでいる膜組織）に及んだときや、胸膜自体の病変で胸痛が生じる。すなわち、胸（肋）膜炎、胸（肋）膜肺炎、がん性胸（肋）膜炎、肺梗塞《はいこうそく》、自然気胸《ききょう》などである。

2 肋骨《ろっこつ》付近の痛みが示す
――「左右片側だけの痛み」かどうか

肋間《ろっかん》神経や座骨《ざこつ》神経などの軀幹《くかん》の神経のほかにも、三叉《さんさ》神経や大後頭神経など、顔面、頭部の神経細胞にヘルペス・ウイルスが感染すると、**神経に沿って激痛を発生**する。これが帯状《たいじょう》疱疹《ほうしん》（ヘルペス）だ。**体の片側に限って痛みが出る**のが特徴である。

小児期にかかった水疱瘡《みずぼうそう》のウイルスが体内に潜伏・残存していて、がんやさまざまな慢性病にかかって、体力（免疫力）が低下したときに発病すると西洋医学ではいわれる。

しかし、自然医学的に見ると、体内の余分な水分を水疱という形で排せつしている現象であり、水毒症の一つと考えられる。

3 せき・タンが示す

――熱、寝汗……何を伴っているか

せきは、肺、気管支の中の老廃物、有害物を排せつするためのもっとも重要な生体防御反応の一つである。

①急性気管支炎

急性気管支炎の場合は、**粘液性のタンで無色透明**。ただし、症状が長引くと気管支の分泌物が増加して**サラサラした漿液性《しょうえきせい》**になる。発熱を伴うことがある。

②慢性気管支炎

慢性気管支炎は、**せきと、悪臭を伴わない粘性のタン**が見られ、しばしば呼吸困難を示

す。発熱を伴うことがある。

③気管支拡張症

気管支拡張症は、**膿性《のうせい》で悪臭のあるタン**が出る。「太鼓のバチ指」（114ページ）を示すことが多い。発熱がないこともあるが、細菌感染を起こすと発熱する。

④肺炎

肺炎は細菌感染を示す膿性のタンを喀出《かっしゅつ》するが、ときとして**粘性の強いサビ色のタン**を出す。発病は急激で悪寒《おかん》を伴い、高熱が出る。

⑤肺水腫《はいすいしゅ》

心不全などにより、肺に水分がたまると、**サラサラした漿液性で、泡沫《ほうまつ》状のややピンク色をしたタン**が出る。呼吸困難、チアノーゼ、冷や汗を伴うこともある。

⑥気管支ぜんそく

気管支ぜんそくの場合、呼吸困難、発汗、チアノーゼ、頻脈を伴う。

タンは、**粘性で、はじめはなかなか出しにくい**が、発作が終わるとともに、大量のタンを喀出する。

⑦肺気腫《はいきしゅ》

肺の中の空気を十分に排出できない状態であり、気管支ぜんそくや慢性気管支炎に続いて起こることが多い。**呼吸困難**を伴い、軽度のチアノーゼを示すこともある。

⑧肺がん

肺がんには特有の所見はない。ただ、進行してくると**血まじりのタン**を伴うことが多い。

⑨肺結核

肺結核は**血まじりのタンと寝汗**が特有の所見である。

⑩**肺血栓《はいけっせん》、肺梗塞《はいこうそく》**

大きな血栓が起こると急死に至るが、逆に小さい血栓（梗塞）では症状が出ない。しかし、梗塞が大きくなるにつれ、**胸痛、呼吸困難、チアノーゼ、タンに血がまじる血痰《けったん》**などの症状が出てくる。最近は「エコノミークラス症候群」としてクローズアップされている。

⑪**気胸《ききょう》**

胸腔《きょうくう》（胸壁と肺の間）内に空気が入り、**肺が圧迫されて萎縮した状態**が気胸である。肺気腫により肺表面に生じた「のう胞《ほう》」の破裂で起こることが多いが、そのほか肋骨の骨折や肺結核などでも起こる。極端にやせた人に起こりやすい。

⑫**血痰**

タンに血がまじる血痰は、気管支拡張症、急性や慢性の気管支炎、肺結核、肺梗塞、肺血管損傷などの肺の病気のほか、白血病や再生不良性貧血、肝硬変など出血傾向を示す病気でも見られることがある。また、肺がんの早期診断上、血痰の有無はとくに重要である。

4 息苦しさ・のぼせが示す

——「横になると苦しい」のは心臓の異変

息苦しさは気管支ぜんそく、肺炎、肺気腫、肺結核、肺がん、気胸《ききょう》などの呼吸器疾患や、うっ血性心不全に際してあらわれる。ほかに、肥満や腹部膨満《ぼうまん》（腹水、鼓腸《こちょう》、妊娠など）による横隔膜の圧迫、貧血のときなどにもあらわれる。

なお、うっ血性心不全は、横になると呼吸困難がひどくなるので、座ったり、体の前に布団を置き、上体を倒しかけるような姿勢をとることが多い。これを「起座《きざ》呼吸」という。

また、脈拍が速い場合は、貧血や甲状腺機能の亢進（バセドウ病）、脈拍が強い場合は、高血圧やバセドウ病、脈拍が弱い場合は、低血圧や甲状腺機能の低下が考えられる。

のぼせは、更年期障害や高血圧にあらわれることが多い。

5 胸がふくらむのは

——男性に特有の「肝臓異変」の症状

肝硬変や慢性肝炎など、慢性肝機能障害を持つ**男性患者で、乳が女性のようにふくらんでくることがある。**

これを「女性乳房」という。

男性の体内にも、女性ホルモン（エストロゲン）が存在しているが、通常、肝細胞で破壊されている。しかし、肝臓病で肝細胞の働きが低下し、女性ホルモンの破壊が起こらないと、体内に女性ホルモンが増加し、女性乳房を示してくる。

前立腺がん（男性ホルモン過剰で起こる）で前立腺と睾丸《こうがん》を切除したあと、治療に女性ホルモン剤を投与したときにも、同様の症状が出てくる。

「お腹」でここまでわかる

1 腹がふくれるのは

――正面か脇腹か、ふくらんでいる場所に注意

肥満、腹水、鼓腸《こちょう》、卵巣のう腫《しゅ》、妊娠などで**腹部がふくらむ**。ただし、胃がん、肝臓がんなどでは心窩部《しんかぶ》から右上肢部が、水腎症《すいじんしょう》、腎《じん》のう胞《ほう》などでは側腹部が、子宮がんや卵巣がんでは、それぞれ末期に、その部分がふくらんでくるが、そこまで無治療で放置されることは、ほとんどないのが現実である。

ただ、知っておくべきこととして、腹水は側腹部が、卵巣のう腫は腹部の中央がふくらむ、という鑑別ポイントがある。

2 お腹の痛みが示す
――「どこが痛いか」「痛みの広がり」がポイント

腹痛は消化器（胃腸、肝臓、すい臓、胆のう）の炎症、穿孔《せんこう》、壊死《えし》、虚血《きょけつ》（血行不順）などで生ずることが一番多い。

狭心症、心筋梗塞などの虚血性心臓病や尿路結石、子宮や卵巣の機能不全（生理痛）、子宮外妊娠などでも生ずることがある。

①腹痛を感じる場所で何がわかるか

（1）心窩部《しんかぶ》（みぞおち）の痛み

胃炎、胃潰瘍《かいよう》、十二指腸潰瘍、食道炎、すい炎、心筋梗塞《しんきんこうそく》など。

（2）右上腹部の痛み

胆のう炎、胆石症、肝炎（まれに右尿路結石、右腎盂《じんう》腎炎《じんえん》）。

（3）左上腹部の痛み

胃潰瘍、胃の中のガスによる仙痛《せんつう》、すい臓病（すい炎やすい臓がんなど）、まれに左尿路結石。すい臓病のときの痛みは、しばしば左背・左肩へ広がる。

（4）右下腹部の痛み

虫垂炎、右尿路結石、右卵巣の炎症や腫瘍。

（5）左下腹部の痛み

大腸炎、憩室《けいしつ》炎（消化管にできる袋のようなくぼみの炎症）、過敏性腸症候群、左尿路結石、左卵巣の炎症や腫瘍。

（6）下腹部全体の痛み

尿路結石、ぼうこう炎。

（7）鼠径《そけい》部（足の付け根付近）の痛み

鼠径ヘルニア。

（8）腹部全体の痛み

腹膜炎、イレウス（腸閉塞）、胃腸炎、過敏性腸症候群、慢性便秘。なお、腹部の痛みの位置が定まらず、移動するときは、便秘や胃腸炎によるガス仙痛であることが多い。

お腹にあらわれる病気の前兆

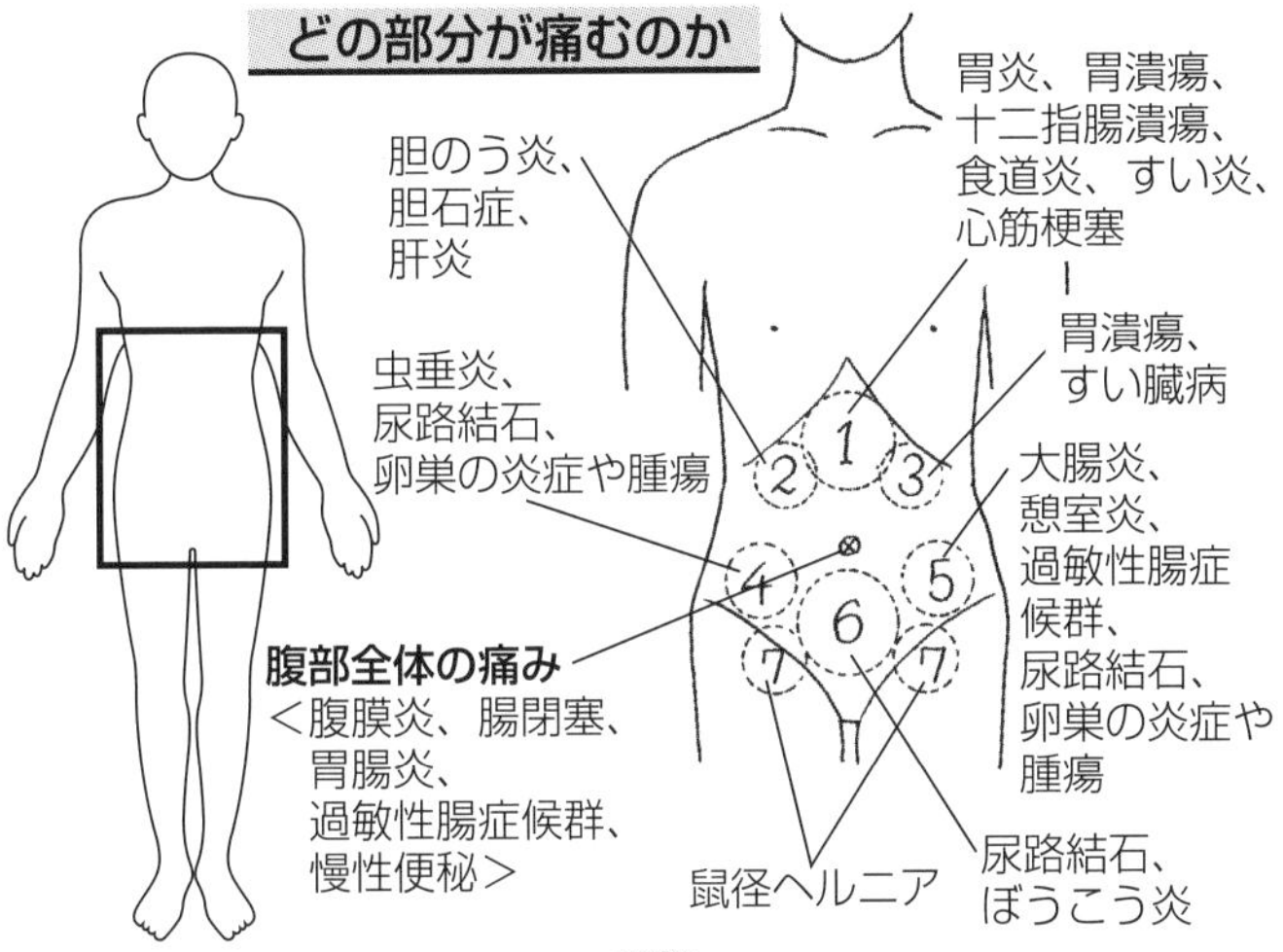
どの部分が痛むのか
胆のう炎、胆石症、肝炎
胃炎、胃潰瘍、十二指腸潰瘍、食道炎、すい炎、心筋梗塞
胃潰瘍、すい臓病
虫垂炎、尿路結石、卵巣の炎症や腫瘍
大腸炎、憩室炎、過敏性腸症候群、尿路結石、卵巣の炎症や腫瘍
1
2
3
4
5
6
7
7
腹部全体の痛み
＜腹膜炎、腸閉塞、胃腸炎、過敏性腸症候群、慢性便秘＞
鼠径ヘルニア
尿路結石、ぼうこう炎

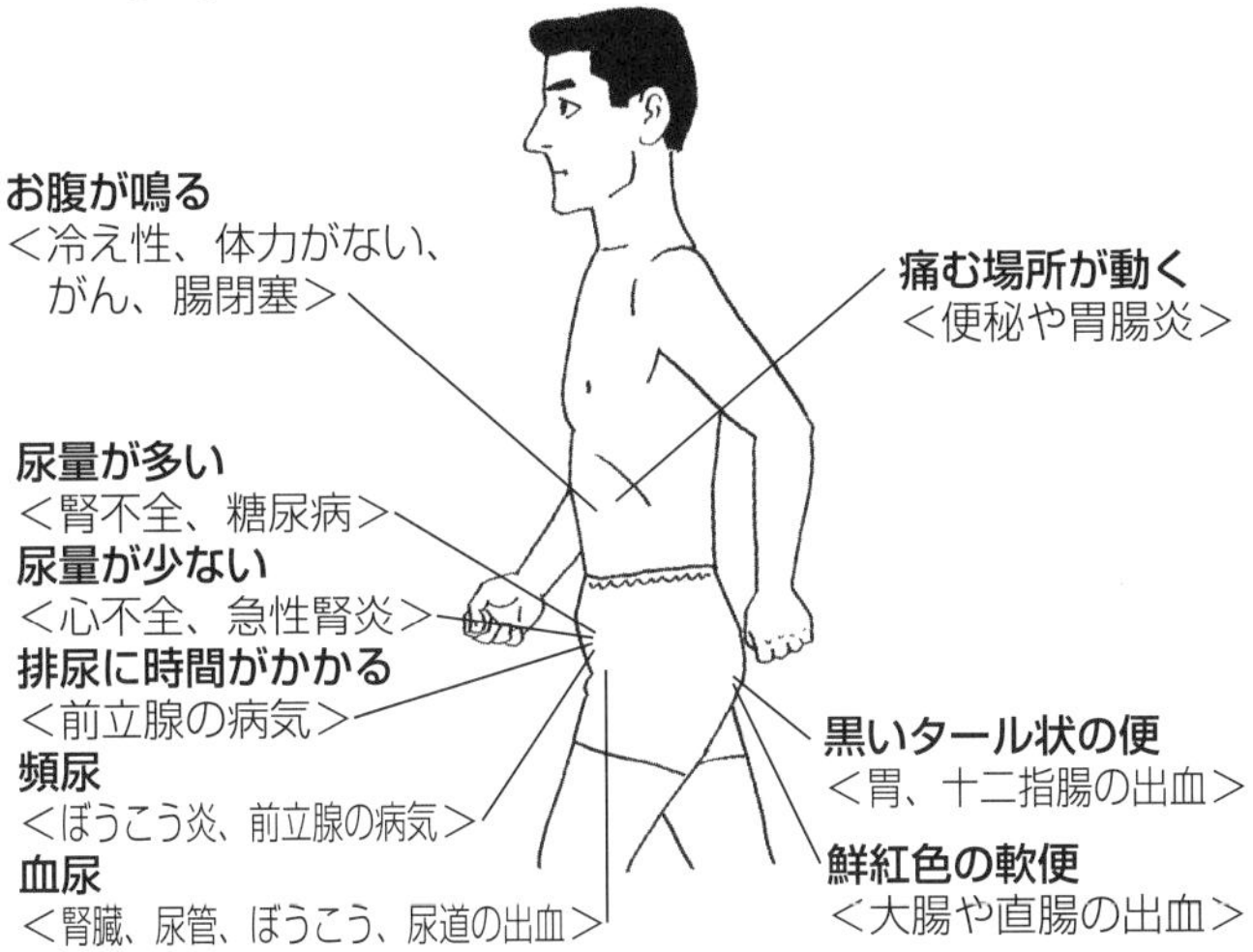
お腹が鳴る
＜冷え性、体力がない、がん、腸閉塞＞
痛む場所が動く
＜便秘や胃腸炎＞
尿量が多い
＜腎不全、糖尿病＞
尿量が少ない
＜心不全、急性腎炎＞
排尿に時間がかかる
＜前立腺の病気＞
頻尿
＜ぼうこう炎、前立腺の病気＞
血尿
＜腎臓、尿管、ぼうこう、尿道の出血＞
黒いタール状の便
＜胃、十二指腸の出血＞
鮮紅色の軟便
＜大腸や直腸の出血＞

②急な腹痛の場合

急激な腹痛で早急に手術が必要な場合を「急性腹症」といい、次のようなものがある。

（1）炎症

腹膜炎、すい炎、胆のう炎、虫垂炎、卵管炎など子宮付属器炎。

（2）閉塞

腸閉塞《へいそく》。

（3）穿孔や破裂

胃十二指腸穿孔《せんこう》、子宮外妊娠、外傷による腸・肝・腎の損傷。

（4）血行障害

腸間膜《ちょうかんまく》血栓症、卵巣の茎捻転《けいねんてん》（卵巣の根元がよじれること）。

腹痛が激しいときは、こうした病気による急性腹症の可能性があるので、医師の診断を仰《あお》ぐ必要がある。ただし、医学的には大した診断もつかず、慢性に続いたり、起きたり起こらなかったりをくり返す腹痛は、食べすぎ、飲みすぎか、冷えによることがほとんどである。そんなときは、「よくかみ、腹八分にする」ことや「お腹を温める」ことが肝要。

3 お腹が鳴るのは

――「よく鳴る、大きく鳴る」人の共通項

腸管内の蠕動《ぜんどう》運動とともに腸管内のガスと腸液（という水分）が混じり合って生ずる音は、**ゴロゴロと大きな音を立てる**ので、「腹鳴《ふくめい》」といわれる。

西洋医学的見解では、

・腹鳴が大きい……腸管に狭窄《きょうさく》（がん）や閉塞（腸閉塞）があるとき

・腹鳴の消失……急性腹膜炎ないし、麻痺性イレウス（腸閉塞）のとき、腸管蠕動運動が消失するため

といわれる。しかし、冷え性で胃腸が極端に弱い人や、やせていて体力のない人は、腹鳴が大きくなる傾向にある。

腹鳴が大きい人、冷えると腹痛や腸閉塞を起こしやすい人には、漢方では朝鮮ニンジン、サンショウ、生姜（乾姜《かんきょう》）からなる「大建中湯《だいけんちゅうとう》」が処方される。

4 便が示す

——黒い便、赤い便があらわす異常

下血《げけつ》とは、消化管（胃腸）で出血して、それが肛門から排せつされる状態で、胃や十二指腸、小腸上部など上部消化管に由来するものは、黒色のタール状の便になり、肛門に近い大腸や直腸からの出血は鮮紅色になる。やや生臭い臭気があり、軟便になる。

胃がんや胃潰瘍など、上部消化管から少量ずつの出血では、肉眼的には血便とはわからず、検査紙そのほかの化学的検査で初めて証明できるので、「潜血《せんけつ》」という。

痔《じ》からもよく出血するが、痔は痔静脈の血行不順により、静脈瘤《りゅう》がつくられたものである。漢方でいうと、瘀血《おけつ》の一現象であるといえる。

また、下血ではないが、**口から出る**「**吐血《とけつ》**」とは、吐いた物に大量の血液が混じっている状態で、胃・十二指腸潰瘍の場合が半数以上を占め、ほか食道静脈瘤破裂が約10％、胃がんが約５％と続く。尿毒症や血液疾患（白血病、再生不良性貧血など）でも起こる。

5 尿が示す

——尿の量、色、出方が物語るこれだけの情報

①尿の量が示すもの

正常な尿量とは1日に7〜8回の排尿で1000〜1500mℓの排尿量である。

これより量や回数が多くても、少なくてもさまざまな異常のサインとなっている場合がある。

(1) 尿量の増加（多尿）で疑う病気

腎不全（慢性）、糖尿病、尿崩症《にょうほうしょう》（尿量が増え、ノドがひどく渇く病気）

(2) 夜間の尿量増加で疑う病気

腎不全の初期、心不全の初期

(3) 尿量の減少（乏尿《ぼうにょう》）で疑う病気

うっ血性心不全、浮腫《ふしゅ》（むくみ）を伴う病気、急性腎炎、ネフローゼ症候群

（4）極度の乏尿〜無尿で疑う病気

急性腎不全（尿量400mℓ以下）の重篤《じゅうとく》な症状

②排尿の異常が示すもの

排尿痛……ぼうこう、尿道の病気

遷延性《せんえんせい》排尿（尿意をもよおしても、**排尿開始まで時間がかかる**）……前立腺の病気

尿滴下《にょうてきか》（**尿が線にならず、滴々ととぎれながら出る**）……前立腺肥大、尿道狭窄《きょうさく》

頻尿《ひんにょう》（**排尿回数の増加**で、多尿とは違う）……ぼうこう炎、前立腺の病気

③血尿が示すもの

血尿は腎臓、尿管、ぼうこう、尿道のいずれの部位の異常からも起こりうる。

- **排尿のはじめの出血**……尿道からの出血
- **排尿のはじめから終わりまでの出血**……腎臓、尿管、ぼうこうからの出血
- **排尿の終わりの出血**……ぼうこうまたは前立腺の病気
- **間欠的に起こる無痛性の血尿**……腎臓やぼうこうのがん

・腹部（～下腹部にかけて）の仙痛《せんつう》（ひきつるような痛み）を伴う血尿……尿路（腎臓～尿道）の結石

以上が西洋医学的に可能な腹部の症状からの診断であるが、漢方医学的には、この腹部にはさらに多くの情報がつまっている。

漢方では、「お腹《なか》」のことを「お中《なか》」といい、体の中心部と考える。つまり、「お中」には、体全体のさまざまな情報がつまっているとするのである。その「情報」とは、「お腹の体温」「お腹の力」「お腹の音」「お腹の拍動」などにあらわれる。

（1）お腹が温かいか、冷たいか

手のひらをお腹にあて、お腹全体が温かい人は、体全体も温かく健康な人である。逆に、お腹全体が冷たい人は、体全体が冷たい人だ。たとえ、「手足がほてる」とか「食事をしたり、ちょっと動いただけで汗をかく」など、一見、熱がりに見える症状を持っている人でも、お腹が冷たいと「冷え性」や「体温低下がある」と判断していい。

体温が平熱（36・5度）より1度低下すると免疫力が30％以上減弱し、代謝《たいしゃ》も約12％低下する。したがって、お腹が冷たい人は免疫力が低下しているのでどんな病気にかかってもおかしくない状態でもあり、代謝が低下しているので太りやすいともいえる。

(2) ヘソより下が冷たい人

手のひらをヘソより上にあてると温かいのに、ヘソより下にあてると、冷たいという症状は、大部分の女性に見られる症状である。これは下半身全体が冷たいことをあらわしている。「下半身が冷たい」と、下半身にあってしかるべき血液や熱、気が下半身に存在できなくなり、体の上方に向かって突き上げてくる。

そのために、心臓が下から突き上げられた感じでドキドキする（動悸《どうき》）、肺も下から圧迫された感じで息苦しい、ノドに何かつまった感じがする、顔が赤くなる、発疹が出る、イライラする、不安、焦燥感《しょうそうかん》、不眠が生ずる、という多彩な症状を呈してくる。また、上半身に血液が集中してくるので、（腕で測る）血圧も上昇する。こうした症状は「昇《しょう》症《しょう》」といわれる。

このように血液や気、熱が上昇に向かうと、体の下方に向かう機能や症状（「降症《こうしょう》」）が低下し、便秘、月経不順、尿量が少ない、尿に勢いがないなどの症状が出てくる。

（3）お腹が部分的に冷たい人

・みぞおち（101ページ図内Ⅰの部分）が冷たい場合

みぞおち部分が冷たいことは、その下にある胃が冷たいことをあらわしている。つまり、胃の血行が悪いのである。よって、この部分が冷たい人は、それを放っておくと、将来、胃炎、胃潰瘍、胃がんなど胃の病気になりやすい人である。

・右の脇腹からみぞおち（図内Ⅱの部分）が冷たい場合

右の脇腹からみぞおちの部分に、人体で最大の臓器（皮膚や筋肉を除く）である肝臓が存在する。したがって、腹部のほかの部分より、このあたりが明らかに冷たい人は、肝臓病を患っているか、放置すると肝臓病にかかりやすい人である。

・下腹部（図内Ⅲの部分）が冷たい場合

下腹部が冷たいのは女性に多い。下腹部の子宮、卵巣、ぼうこう、腎臓、大腸下部から直腸にかけての血行も悪いことを意味する。したがって下腹部が冷たい人は、子宮筋腫《きんしゅ》、子宮がん、生理不順、生理痛、卵巣のう腫《しゅ》、卵巣がん、ぼうこう炎、腎炎や尿路（腎臓、尿管、ぼうこう、尿道）の炎症や結石やがん、それに大腸がんを患いやすいことになる。

（4）お腹の力が弱い人

お腹を手のひらで押しても容易にへこまない人、押すと腹筋に反発力がある人は、体力のある人と診断していい。

逆に、手のひらでお腹を圧迫すると、何の抵抗感もなくズブリと沈下する人や、ひどい場合には、手のひらでお腹ごしに背骨にさわる感じがするくらいに弱い人がいる。仰向けに寝ると、お腹がへこんでいる人などは、このタイプである。このように腹筋の弱い人は、ほかにどんな自覚症状・他覚症状がなくても、体力の低下した状態と判断してよい。

カナダのヨーク大学の研究者が、20歳から69歳までの８０００人以上を13年間追跡し、腹筋運動、腕立て伏せ、握力、腕やふくらはぎの筋力、体脂肪率などを測定した。

その結果、調査中の13年間で死亡した２３８人のうち、

・腹筋運動の回数が下位だった人たち

・握力が弱い順で下から全体の４分の１までに入っていた人たち

の死亡率が高かったというデータがある。

この事実から見ても、腹筋の強弱は健康や生命力と比例するものといっていいだろう。

お腹にあらわれる病気の前兆

どの部分が冷たいか

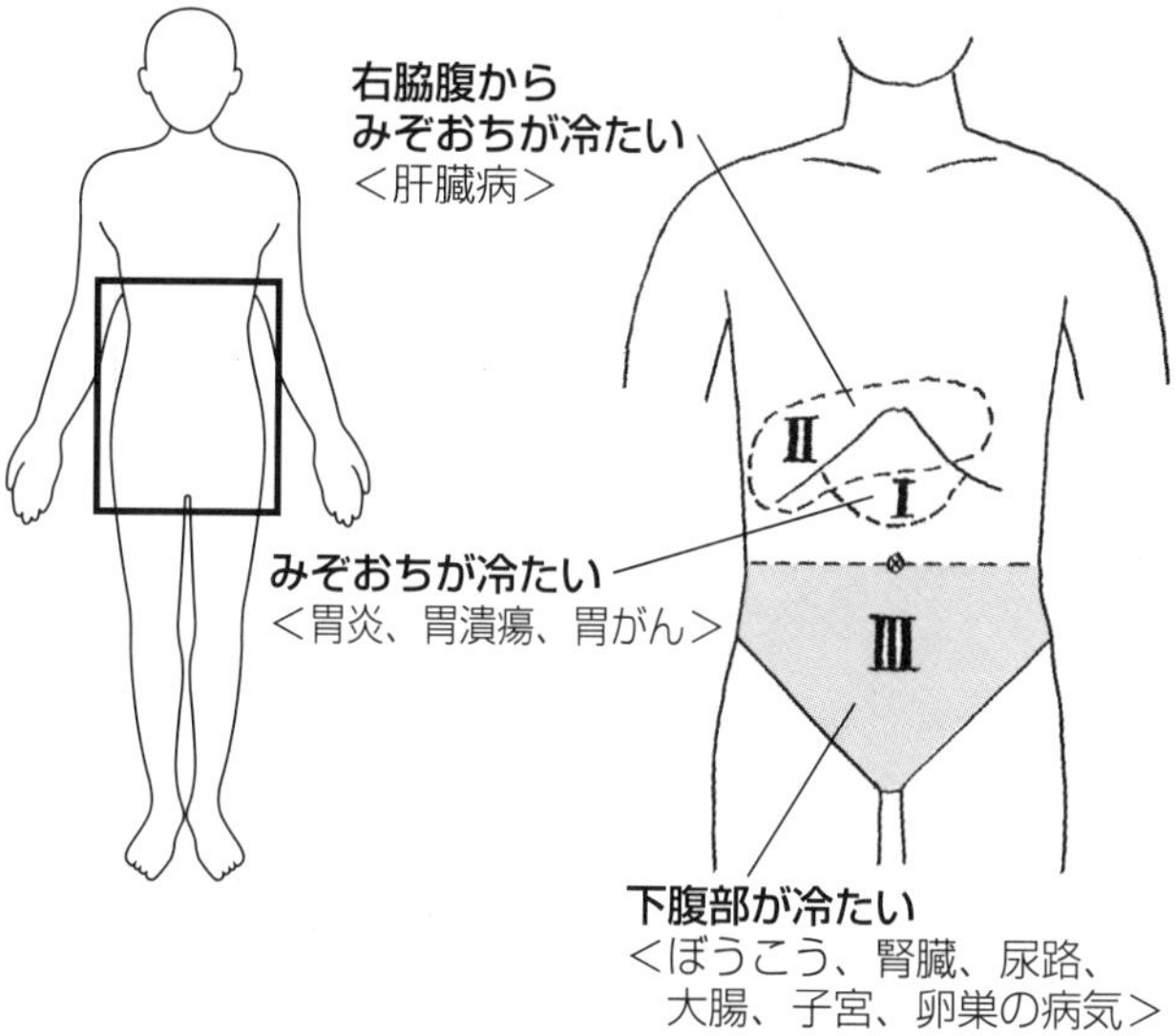

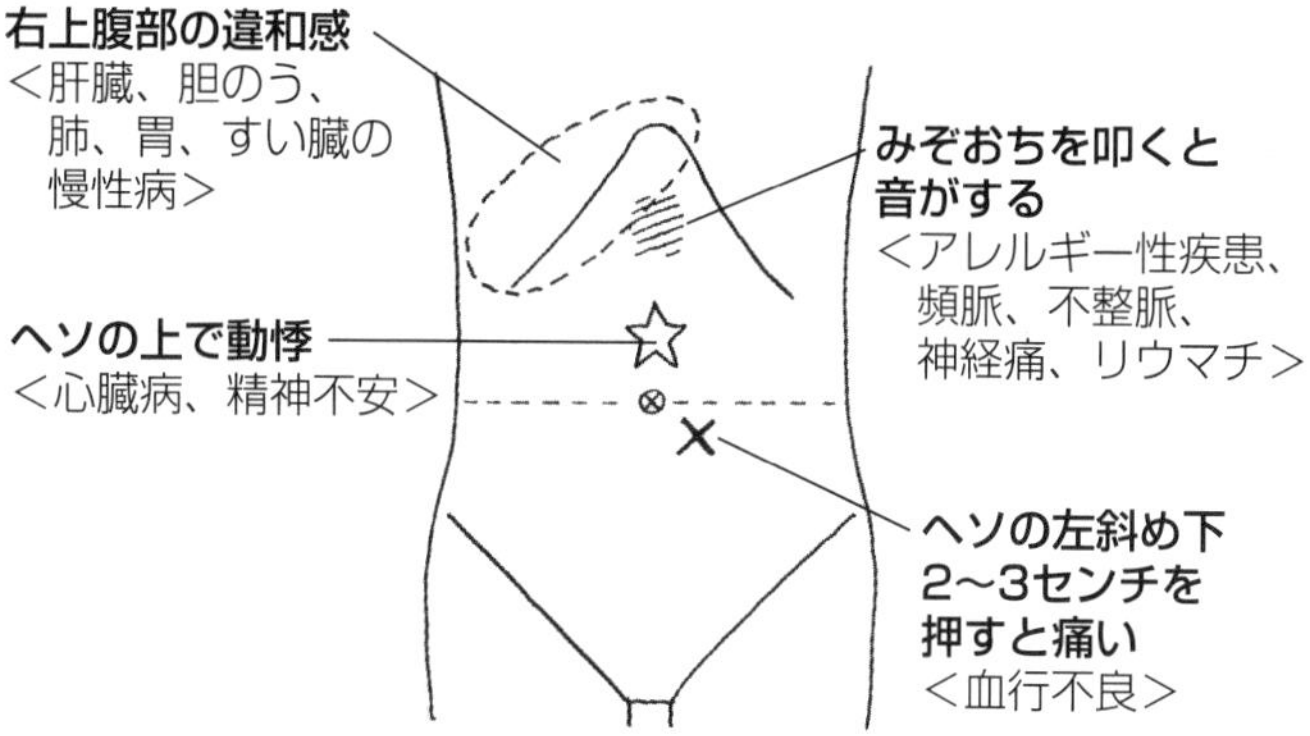

（5）右上腹部に違和感や不快感がある人

右上腹部やそこから右背部にかけての違和感や不快感、圧迫感を漢方独特の表現で「胸脇苦満《きょうきょうくまん》」という。そうした感じがなくても、「ベルトや帯を締めたくない。締めると窮屈だ」というような症状であらわれることもある。

この胸脇苦満は、肝臓や胆のうの病気、肺や胃腸、肝臓、すい臓などの慢性の病気、脂肪肝や肥満などの栄養過剰、単なる疲れなどで生ずる。

西洋医学では、これらのそれぞれの病気に対して、まったく違う処方をするが、漢方ではミシマサイコというセリ科の植物の根からつくられる「柴胡《さいこ》」剤を用いる。これによって、ここにあげた西洋医学的病名が何であっても奏効《そうこう》する。

ただし、同じ柴胡剤でも、体力によって処方が変わる。

・体力が十二分にある人には「大柴胡湯《たいさいことう》」
・体力が中等度からややある人には「小柴胡湯《しょうさいことう》」
・体力があまりない人には「柴胡桂枝湯《さいこけいしとう》」
・体力がまったくない虚弱な人には「柴胡桂枝乾姜湯《さいこけいしかんきょうとう》」

を処方する。この処方の仕方を誤ると、漢方薬でも副作用が生ずるどころか、死に至ることがあるので注意が必要だ。

1996年3月2日の朝日新聞朝刊1面トップに、「漢方薬副作用で死者10人」「88人が間質性《かんしつせい》肺炎（に罹患《りかん》）」「慢性肝炎治療に使われた小柴胡湯」という見出しが躍った。「医師と患者双方とも漢方薬に根拠のない安心感を持っていることへの警告」とか「漢方薬は安全だという神話が行きわたり、医師が安易に使いすぎたのでは？」などのコメントが著名な医学者たちから出されていたが、私ども漢方薬を専門に使っている医師からすると、すべて的外れのコメントである。

死亡者10人をみるとほとんどが、「頭がい骨骨折で入院中のC型肝炎の患者（69歳）に小柴胡湯を投与……」など、体力のない患者だ。それなのに体力が中等度以上ないと処方してはいけない小柴胡湯を与えて間質性肺炎で死亡したというのである。

つまり、漢方を専門にしていない医師が、製薬メーカーのすすめるままに、「肝炎には小柴胡湯」という西洋医学的な病名処方をしてしまった事故である。こうした事故のほとんどが漢方の「証《しょう》（自覚症状、他覚症状、診察所見の総合評価）」を無視した現代医学的な病名処方をした結果起きたと考えていい。このような体力のない患者には、柴胡桂枝乾姜湯を処方すべきでなかったか、と思われる。

(6) みぞおちを叩くと音がする人

仰向けに寝て、みぞおちの部分を3本の指(人差し指、中指、薬指)の先で軽く叩くと、ポチャポチャという音がする人がいる(ひどい人は、そうしなくても日常生活中に胃のあたりでポチャポチャという音がする)。

これを「振水音《しんすいおん》」といい、下垂した胃の中に、胃液という水分が多くたまっていることを示している。こういう人は、体内のあらゆるところに余分な水分がたまっている。たとえば、腸の中、鼻水をためている副鼻腔《ふくびくう》の中、空気やタンをためている肺胞の中、内耳の中(リンパ液という水分)、また、皮下にも、体内の細胞と細胞の間にもある。

よって、みぞおちでポチャポチャ音がする人は、頭痛、偏頭痛《へんずつう》(それに伴う嘔吐《おうと》)、めまい、耳鳴り、メニエル症候群、結膜炎、鼻炎、ぜんそく、アトピーなどのアレルギー性疾患、頻脈《ひんみゃく》、不整脈、神経痛、リウマチなどの痛みの病気などの漢方でいう「水毒」の病気にかかりやすい。

（7）ヘソの上で動悸を感じる人

ヘソの上（または下）を数本の指の腹側で触ると、ドキンドキンと拍動《はくどう》を触れる人がいる。これは腹部大動脈の拍動を示しているが、漢方では「臍上動悸《さいじょうどうき》」という。この拍動は、不安や不眠、精神的な疲れのある人、心臓病のある人、気が弱い人などに存在する。

西洋医学では、それぞれの病気・症状に対して、まったく違う処方がなされるが、漢方では臍上動悸が存在すると、「竜骨《りゅうこつ》」「牡蠣《ぼれい》」が入った「桂枝加竜骨牡蠣湯《けいしかりゅうこつぼれいとう》」（＝体力のない人へ）や、「柴胡加竜骨牡蠣湯《さいこかりゅうこつぼれいとう》」（＝体力が中等度以上の人へ）が処方される。

ここでいう竜骨とは、数万年前の哺乳動物の化石骨で、牡蠣とはカキガラである。この両者に含有されているカルシウムは、世界で一番優秀なカルシウムとされている。

（8）ヘソの下を押して痛みを感じる人

ヘソの左斜め下2～3センチのところを中指と薬指で強く押したとき痛みを感じる人は、漢方でいう「瘀血《おけつ》」つまり血行不順が存在する人だ。瘀血の人は、ほかに歯ぐきの色素沈着、舌の裏側の静脈が太く腫《は》れている、手のひらが赤いなどのサインも併せ持つことが多い。

「手足」でここまでわかる

1 肌荒れが示す

――「ただの乾燥肌」ですまない場合

①乾燥肌が示すもの＝糖尿病の場合も

肌の乾燥は糖尿病、粘液水腫《ねんえきすいしゅ》（甲状腺機能低下症）、慢性腎不全、強皮症《きょうひしょう》（膠原病《こうげんびょう》の一種）などの病気のほか、脱水状態、高齢者に見られる。貧血傾向のある「瘀血《おけつ》」の婦人に見られることもある。冬になると皮膚がかゆくなる場合は老人性の皮膚乾燥である。

②湿潤（しっとり）肌が示すもの＝甲状腺の異変のサイン

しっとり肌は甲状腺機能亢進症《こうしんしょう》（バセドウ病）や、さまざまな発熱疾患、暑さや熱による発汗で見られる。まれに、末梢循環不全（冷え性）の人の「冷や汗」もある。発汗の多さや冷や汗は「水毒」（146ページ）を示している。

③脱水状態が示すもの＝腎臓の異変のサイン

昏睡《こんすい》状態や腎不全の透析《とうせき》患者、激しい嘔吐《おうと》や下痢が起きたときに**脱水症状**が見られる。

私たちの体重の60％前後が水分であるが、脱水症状のだいたいの目安は、

・体重の５％程度の水分欠乏……「ハンカチ徴候《ちょうこう》」（上腕、前腕、太ももの皮膚のどこでもよいから５本の指で「ワシづかみ」して、少々つり上げたあと放すと、まるでハンカチをつまんだときのように大きい「ヒダ」がゆっくりと戻るようになる様子）の出現
・体重の10％程度の水分欠乏……唇の乾燥、目のくぼみなど、一見して「脱水」とわかる
・体重の15％程度の水分欠乏……尿量の減少、血圧低下、頻脈《ひんみゃく》
・体重の20％程度の水分欠乏……死亡

2 手の異変が示す

――「手のふるえ」と脳の関係

①「鋤手《すきて》」が示すもの＝粘液水腫

角ばった手のひらと太い指がまるで鋤《すき》のように見える。末端肥大症、粘液水腫の症状。

②「くも指」が示すもの＝心臓の異常

親指をほかの四指の内側に入れゲンコツをつくった場合、親指が手のひらよりはみ出して見えるほど、**親指はじめ、ほかの指が長い。**「長身」と「心臓の先天的異常」を伴う「マルファン症候群」に見られる。

③「猿手《さるて》」や「鷲手《わして》」が示すもの＝難病の可能性

手の親指のつけ根（母指球《ぼしきゅう》）、小指のつけ根（小指球《しょうしきゅう》）の萎縮《いしゅく》のため、**手のひらに丸味**

がなくなり、扁平《へんぺい》となる。また、指が手のひら側に曲がる。筋萎縮性側索硬化症《そくさくこうかしょう》（運動神経細胞が侵され、筋萎縮・筋力低下を起こす難病・ＡＬＳ）、脊髄《せきずい》性進行性筋萎縮症（脊髄の運動神経細胞が侵され、全身の筋萎縮・筋力低下を起こす難病・ＳＰＭＡ）の症状。

④「手のひらの赤さ」が示すもの＝肝臓の異変

西洋医学では、この**手のひらが赤くなる状態**を、慢性肝炎、肝硬変、肝臓がんなどの慢性肝機能障害時にあらわれるサインとしている。たしかにそうではあるが、逆にこの手のひらの赤さ（手掌紅斑《しゅしょうこうはん》）がある人で、慢性肝障害が存在する人は10〜20％しかいない。漢方では、手掌紅斑の人は、ほぼ１００％、瘀血《おけつ》つまり血行不順があると診断していい。

⑤「手の皮膚の硬化（手を握れない状態）」が示すもの＝強皮症

自己免疫疾患（免疫系が自分の正常な組織や細胞を異物と認識し、攻撃するために発症する病気の総称）の一つである強皮症の人の手は、**手の背側、とくに指の皮膚が硬くなり、手を握れなくなる。**

さらに悪化すると、指の先が短縮し、指紋がほとんど消失してしまう。

⑥「手の背にできたのう胞」が示すもの＝良性の腫瘍

手（首）の関節背部や足背、膝関節などにできる、**親指の頭くらいの大きさの弾力のある腫瘤《しゅりゅう》**（ガングリオン）。

腫瘤とは、粘液が入った「のう胞」で、良性の腫瘍であるが、あまりに大きくなって痛みや関節の運動障害があらわれた場合は、整形外科で切除してもらうとよい。

⑦「手指の蒼白」が示すもの＝難病の恐れ

手指の動脈が痙縮《けいしゅく》（ケイレンを起こして収縮）し、血行が悪くなるために、**手指が冷たく蒼白《そうはく》になり、しびれ感や痛みをきたす**（レイノー症候群）。

キーパンチャーなどに見られる職業病（振動病）やバージャー病（手足の動脈が閉塞する難病・ビュルガー病）などの閉塞性動脈疾患によることもあるが、リウマチ、ＳＬＥ（全身性エリテマトーデス）、シェーグレン症候群など、膠原病《こうげんびょう》の一症状としてあらわれることも多い。

⑧「ふるえ」が示すもの＝神経の問題かどうか

・**手および指のふるえ**……甲状腺機能亢進症（バセドウ病）や神経質な人に起こる症状。両手、両腕を体の前方に出し、力いっぱい指を開かせるとわかりやすい。

・**親指と中指および人差し指を丸薬をこねるようにする**……パーキンソン病に起こる症状。手を静止しているときに見られ、手を動かすと消える。「静止時振戦《しんせん》」という。

・**企図《きと》振戦**……小脳の病気や多発性硬化症（中枢神経の神経線維が壊れ、さまざまな神経症状をきたす難病・ＭＳ）に起こる病気。手を動かそうとするとふるえがあらわれ、静止時にはない。

・**羽ばたき振戦**……重症の肝臓病患者の昏睡の前に起こる症状。手首や指、または前腕、上肢全体をバタバタと不規則に動かす。

⑨「しびれ」が示すもの＝脳のトラブルも考える

しびれは、むくみで生じる場合もあるが、脳に何らかのトラブルが生じていることも考えられる。

3 爪が示す

――「体に何が足りないか」がわかる

爪はケラチン（タンパク質の一種）でできており、1日に約0・15ミリ伸びる。爪の根元の半月状の白色部分で、新しい爪がつくられている。

①爪の色が示すもの

爪がピンク色なのは健常人だが、**蒼白の場合**は貧血、**暗紫赤色の場合**はチアノーゼ、瘀《お》血《けつ》を示していることがある。

②爪のスジが示すもの

・**縦スジ**……爪床《そうしょう》（爪ののっている部分）の筋肉や爪自身が萎縮《いしゅく》するために起こる。老化の一徴候。

・**横スジ**……ネフローゼ症候群などで、血液中のアルブミン（タンパク質）が長く不足し

手・足にあらわれる病気の前兆

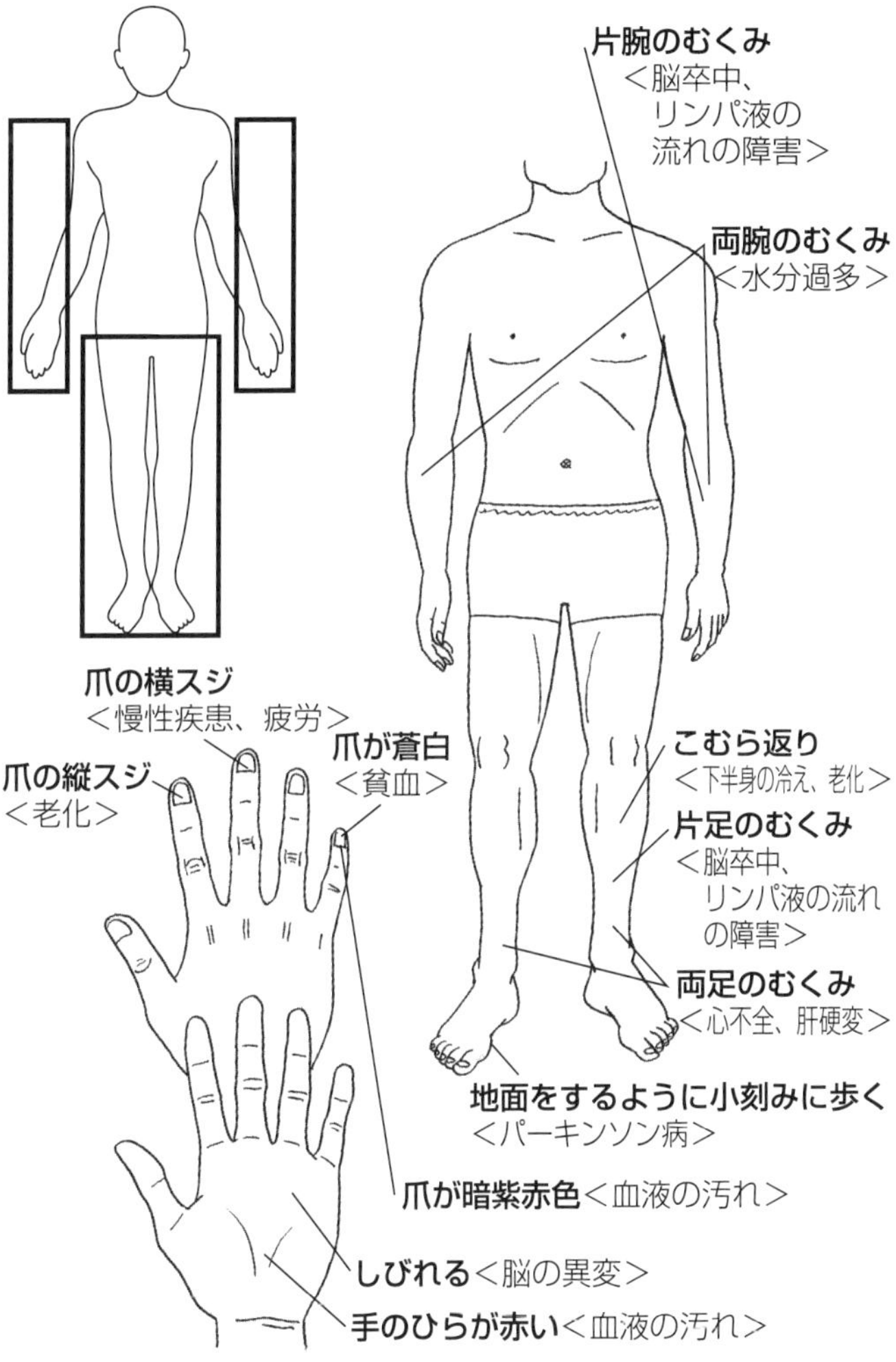
片腕のむくみ
＜脳卒中、
リンパ液の
流れの障害＞
両腕のむくみ
＜水分過多＞
爪の横スジ
＜慢性疾患、疲労＞
爪が蒼白
＜貧血＞
爪の縦スジ
＜老化＞
こむら返り
＜下半身の冷え、老化＞
片足のむくみ
＜脳卒中、
リンパ液の流れ
の障害＞
両足のむくみ
＜心不全、肝硬変＞
地面をするように小刻みに歩く
＜パーキンソン病＞
爪が暗紫赤色＜血液の汚れ＞
しびれる＜脳の異変＞
手のひらが赤い＜血液の汚れ＞

た場合など、さまざまな慢性疾患、貧血、極度の疲労などで起こる。

・**スプーン様爪**……鉄欠乏性貧血では、爪は弱く、薄くなり、扁平《へんぺい》になるが、ひどくなると、さらにへこんでスプーンのようになる。

・**爪が割れやすい**……貧血や慢性肝障害（肝炎、肝硬変、肝がんなど）で起こりやすい。

・**太鼓のバチ指**……指先が棍棒《こんぼう》のようにふくらんで、横に広がり、爪も時計皿のように湾《わん》曲《きょく》して、幅が広くなっている状態。爪床下の毛細血管の増加がその要因で、気管支拡張症、肺気腫《はいきしゅ》などの慢性の呼吸器疾患や、先天性心疾患などの心臓病に見られることが多い。ほかに肝硬変などの慢性肝疾患や潰瘍性大腸炎でもあらわれることがある。

・**爪がはがれやすい**……爪中の脂分や水分不足で起こる「爪の乾燥肌」。まるで雲母《うんも》のようにはがれる。貧血で皮膚が乾燥傾向の人に起こりやすく、漢方の「四物湯《しもつとう》」がよく効く。

・**爪半円がない**……爪を新しくつくる根元の爪半円がないということは、栄養不足＝体力不足をあらわす。

・**爪が分厚くなる、弱くなる**……爪の真菌《しんきん》（カビ）症で、縦に走る線があらわれることが多い。

4 腕のむくみが示す
――血行の悪さのあらわれ

①両腕のむくみ（両側上肢《りょうそくじょうし》）＝体内の水分過多のサイン

両腕のむくみはうっ血性心不全、ネフローゼ症候群で、全身のむくみ（浮腫《ふしゅ》）の一部としてあらわれる。

②片側の腕のむくみ（一側上肢《いっそくじょうし》）＝血栓のサイン

片腕だけむくむ原因はむくんだ側の静脈血栓または、腋窩《えきか》リンパ節が腫れたことによる静脈血やリンパ液の流れの障害など（乳がん手術時の腋窩リンパ節の郭清《かくせい》＝がん摘出手術で、転移の危険のある周囲の組織を取り除くことなど）。脳卒中などによる片麻痺患者も、麻痺側の血液循環障害により、むくみ（浮腫）が起こる。

5 関節が示す
――痛む箇所が熱を持ったら

①リウマチ様関節炎

20～40歳代の女性に起こる。一方の側の**手関節、手指関節によく起こり、ひじ関節、ひざ関節、足関節などの大きな関節に進んでいくことが多い。**

痛み、腫れ、発赤、局所の熱感があり、よくなったり再発したりをくり返し、やがて関節軟骨の破壊、関節の変形、強く固まってしまう状態（強直《きょうちょく》）をきたすようになる。

②変形性関節炎

中年以降、とくに高齢者に多く起こる。

大腿《だいたい》、ひざ、肩、脊椎《せきつい》などのほか、手指や足の指などの関節に起こり、骨の形成過剰を伴い、運動が障害される。同じ関節の痛みでも①のリウマチ様関節炎のような発赤、腫れ、局所の熱感などはほとんどない。

③ヘーベルデン結節

手指の末端部（遠位指節間関節部）に見られる小さい結節状の骨隆起。②の変形性関節炎の亜型。

④痛風（痛風性関節炎）

大部分が**足の親指（母趾《ぼし》関節）に起こるが**、ほかの足指関節やひざ、指、手関節に起こることもある。**発赤、腫れ、局所の熱感が強く**、ソヨと軽い風があたっただけでもひどく痛むので、「痛風」といわれる。痛みの発作は夜間に起こることが多い。

6 足が示す

——足のむくみは両足にくるか、片足だけか

下肢は、さまざまの発疹や紫斑病《しはんびょう》が最初に起こる部位だ。血管（動脈、静脈）などの病気も、上肢より下肢に起こりやすい。これは血液が重力に逆らって流れているためだろう。

①下肢静脈瘤《じょうみゃくりゅう》＝血液が汚れているサイン

下肢の表在性静脈《ひょうざいせい》（皮膚表面近くにある静脈）が、拡張・蛇行《だこう》し、ところどころに静脈瘤をつくる。そこに血流障害による炎症（血栓性静脈炎）を起こせば、発赤、腫れ、痛みがあらわれ、それをくり返すと、患部の皮膚に褐色の色素沈着や潰瘍ができることがある。女性に起こりやすい病気で、立って見るとよくわかる。これも漢方でいう瘀血《おけつ》の一つの症状である。

②浮腫《ふしゅ》（むくみ）＝栄養不足や血栓のサイン

・**両足がむくむ場合**（両側性）――うっ血性心不全、ネフローゼ症候群、肝硬変やがんなどの慢性の消耗性疾患（極端に体力、免疫状態が低下する病気）による栄養（アルブミン＝タンパク質）低下から起こる。

・**片足がむくむ場合**（一側性）――大腿静脈の血栓（産じょく期の感染時など）。鼠径部《そけいぶ》のリンパ節の腫れによる静脈圧迫（前立腺がんの転移時など）。

③アキレス腱の肥大＝高コレステロールのサイン

アキレス腱は、正常で0・9センチ以内の太さであるが、血中コレステロール値が300mg／dℓ前後になると、**太さが2センチ以上になる**。これは悪玉のLDLコレステロールが、アキレス腱のコラーゲン繊維と結びついて太くなるためだ。

④こむら返り＝下半身の冷え、筋力低下を示す

夜中に足がつることがあるのは老化のサインである「腎虚《じんきよ》」（47ページ）であることを示す。歩いていて蹴つまずくのも同様で、下半身の冷えや筋力の低下のあらわれだ。

2章

病気を「根本」から治すために

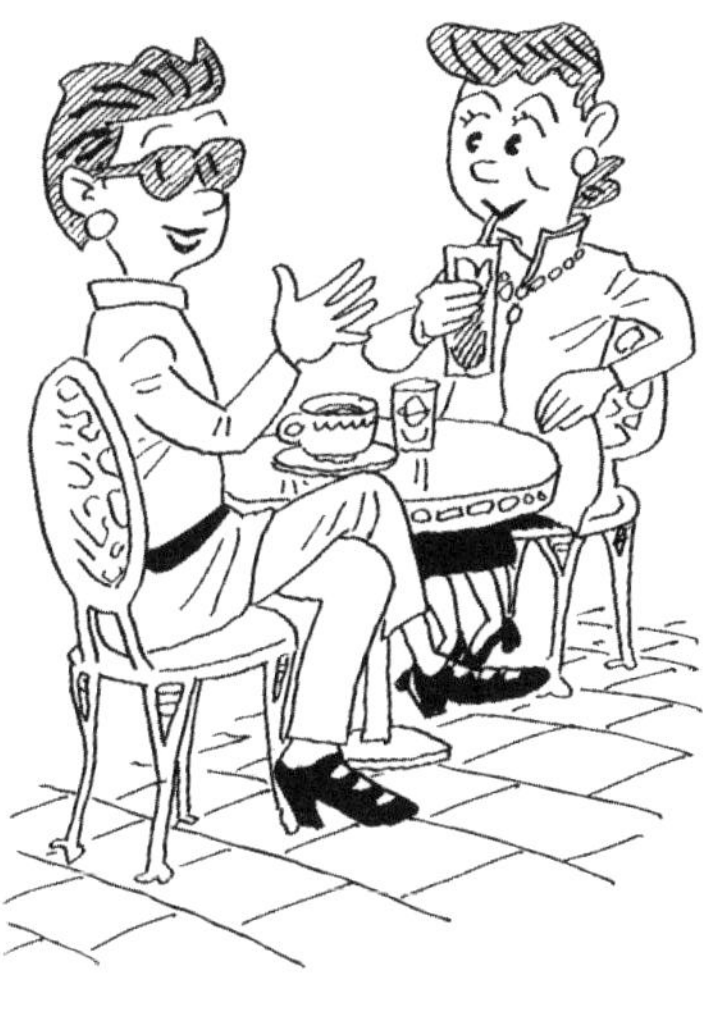

1 「朝起きて息がくさい人」へ

ここまで、「手のひらが赤い」「静脈が浮き出る」など、体内が「瘀血《おけつ》」という状態に陥っているサインがいくつか登場した。

「瘀血」は、西洋医学にはない、漢方医学の用語だが、本格的な病気にかかる前に、体が示している病気の予兆のサインとも考えられる。

これは、血液の流れが悪いことをあらわすが、全身の60兆個の細胞は、血液が運んでくる栄養素や水、酸素で養われているのだから、血液が汚れると全身の細胞が傷《いた》めつけられ、病気が生じてくるのも当然だ。

そのため、私たちの体は、血液が汚れてくるとさまざまな反応を起こして、その汚れを取り除き、病気から体を守ろうとする。

では、いまあなたの血液は汚れているのだろうか。

実際に数日から1週間の断食をした人のほとんどが、その間は水やニンジン・リンゴジユースなどだけしか体内に摂り入れないのに、吐く息が臭くなったり、口臭がする、舌苔《ぜったい》(舌の表面の苔《こけ》)が厚くなる、目ヤニやタン、濃い尿が出る、黒い便(宿便)が出る、発疹が出る、帯下《たいげ》(おりもの)が出るなど、汚い物が体内から吹き出してくることに驚く。

これはつまり、血液が汚れていたということにほかならない。

日常生活でも、起床直後は吐く息がくさかったり、目ヤニや鼻汁がたまっている、尿が濃いなど、同様の排せつ現象があることは、ご存じの通りだ。

これも前日の夕食後、睡眠中は誰しも食べものを口にしていない、つまり、断食をしているのと同じ状態だからである。

英語では朝食のことをbreakfastという。つまり、fast(断食)をbreak(やめる)して食べる食事、という意味である。

このように、食べすぎや運動不足で、体力の低下している私たち現代人の血液は、誰でも多かれ少なかれ汚れているのだ。血液が汚れれば、体内のどこに病気が起こってもおかしくない。

そのため、体内の自然良能《りようのう》=自己治癒《ちゆ》力は、病気を起こさせまいとして、さまざまな「血液浄化反応」をするのである。

2 「頭熱足寒」は健康を損ねる第一歩

あなたは体のどこかに触って冷たい部分はないか。平熱が35度台だったりしないか。死んで血液が流れなくなると体が冷たくなるように、血液の流れの悪いところ、つまり、冷えているところは栄養が届きにくく、働きが悪くなるため、病気が起こりやすい。逆にいえば、たとえ病気の部分でも血行をよくして温めれば、治癒が促進されるのである。

ヘソの上と下を手のひらで触ってみよう。腹部の診察をすると、とくに女性は、まるでヘソの真横に境界線があるようにヘソより下が冷たく、上が温かい。その理由は、

・ヘソより下の下半身は、心臓より遠いので、もともと血行がよくない
・体温の50%前後を作り出している「筋肉」の70%以上は、ヘソより下にある。そのため、運動不足で筋肉が使われないと、下半身から十分に熱が生まれない
・とくに水太りの女性は、ヘソより下に水分がたくさんたまり（下半身デブ）冷えやすい

等である。「下半身が冷える」ということは、単に足先が冷たいなどというだけではす

「血液の汚れ」であらわれる症状

不眠
イライラ、不安
鼻血
顔がほてる
吐き気、せき、
口内炎、口臭
息苦しい
心臓が
ドキドキ
冷え
ひざ痛
痔
腰痛
下半身デブ
あざ
不正出血
生理痛
頻尿
ぼうこう炎

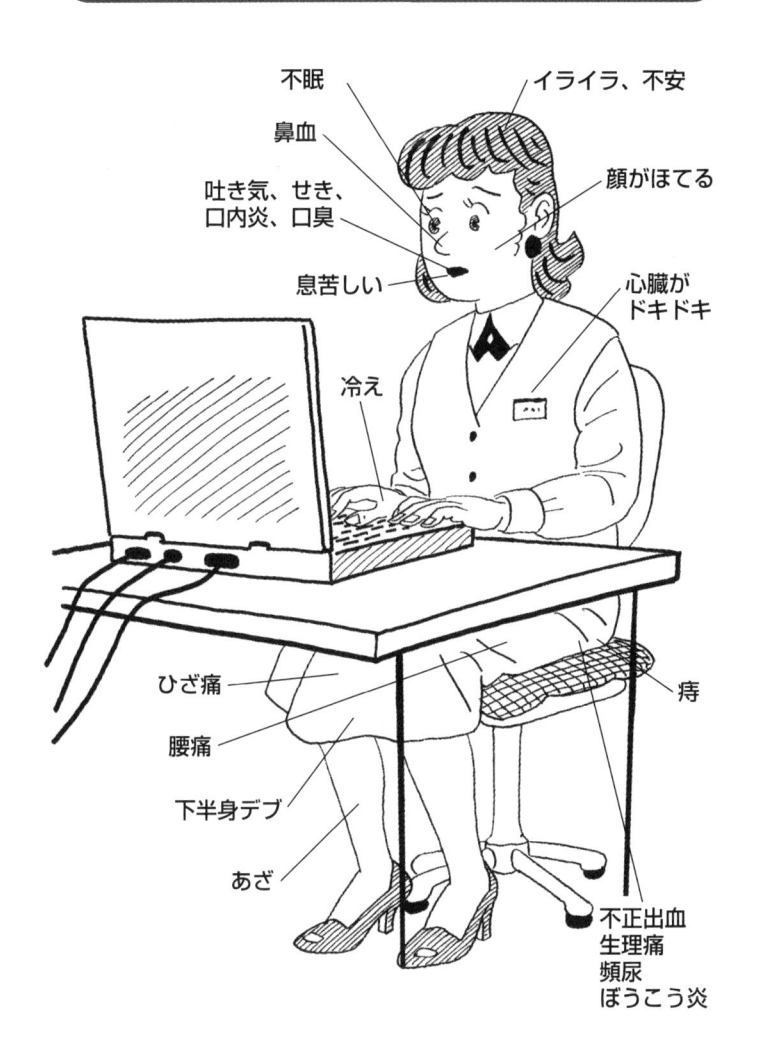

まされない。なぜなら、本来は下半身に存在するはずの血液や熱、気がそこにいられずに、上半身に向かって上昇していくからだ。そのために、心臓がドキドキしたり、息苦しい、顔がほてる、発疹、吐き気、せき、口内炎、口臭、イライラ、不安、不眠などの「下から突き上げられる症状」のオンパレードになる。下半身が冷たいままでは、いくら薬を飲んでもスッキリしないのは当然なのである。

また、ヘソより下が冷えたままでは、腰痛や生理痛、ひざ痛などの痛みが生じやすい。子宮や卵巣やぼうこうなど、下腹部の臓器の働きも低下し、生理不順、不妊症や頻尿、ぼうこう炎などにもなりやすくなる。

水を冷やすと氷になる。食物を冷凍庫に入れると硬くなるように、すべての物体は冷えると硬くなる。これと同様に、子宮筋腫や卵巣のう腫、足の静脈瘤など、「硬くなる病気」も発生するわけだ。

血行が悪くなると、血液が汚れてくる。その汚れた血液を、少しでもきれいにしようとする反応が出血であり、そのため、瘀血が進んでくると、あざ（皮下出血）、鼻血、痔出血、女性性器からの不正出血などがあらわれてくるのである。健康の大原則は、「頭寒足熱」だが、血行が悪く下半身が冷えるのは「頭熱足寒」で、はなはだ不健康な状態なのだ。

3 病気を自分で治すための「二大ポイント」

病気になる「血液の汚れ」を起こす最大の原因は大きく二つある。その一つは、「食べすぎ」である。その証拠に、誰もが体調が悪くなったり、病気にかかると食欲が落ちる。これは、食欲を一時的にストップさせて、それ以上に血液を汚さないように浄化し、病気を治そうとする体の反応にほかならない。

また、病気にかかると、発熱してくることも多い。

これは、血液の汚れを熱の力で燃やして処理しようとする体の反応だ。それと同時に、病気につながる血液の汚れの原因が、「冷え」であることも示唆している。つまり、体が冷えているために、体内の老廃物や余剰物が十分に燃焼できずに血液が汚れるのである。

したがって、病気を自分で治したいならば、食べすぎをやめて少食にし、体を温める生活に切り替えることが必要なのである。食欲もないのに無理をして食べるなど、もってのほかだ。

日本には「腹八分に病なし、腹十二分に医者たらず」ということわざがある。「人は食べる量の4分の1で生きている。残りの4分の3は医者が食っている」というエジプトのピラミッドの碑文もある。これらの言葉からしても、人間、いくら薬効あらたかな食物を食べていても、食べすぎれば病気になる。

現代人を悩ませている高脂血症（脂肪の過多）、高血糖（糖の過多）、高尿酸血症（肉類の過多）、高血圧（塩分の過多）、脂肪肝（脂肪、糖の過多）、肥満など、すべて「食べすぎ病」といってよい。がんにしても、体内にもともとなかったものが発生してきたのだから、「過食病」の一面がある。

ネズミの実験で「毎日飽食させた、恰幅《かっぷく》のいいネズミ」と「2日おきに断食させたやせて貧相なネズミ」とを比べると、太ったネズミは5・3倍もがんになりやすく、やせたネズミは2倍長生きするという研究がある。

また、太ったネズミにある量の放射線をかけると、すぐに発がんするが、やせたネズミにその10倍の放射線をかけてもなかなか発がんしない、というおまけまでついている。

つまり、「食べすぎ」「肥満」は、健康・長寿の最大の敵ということになる。

病気を治すための「少食」の方法

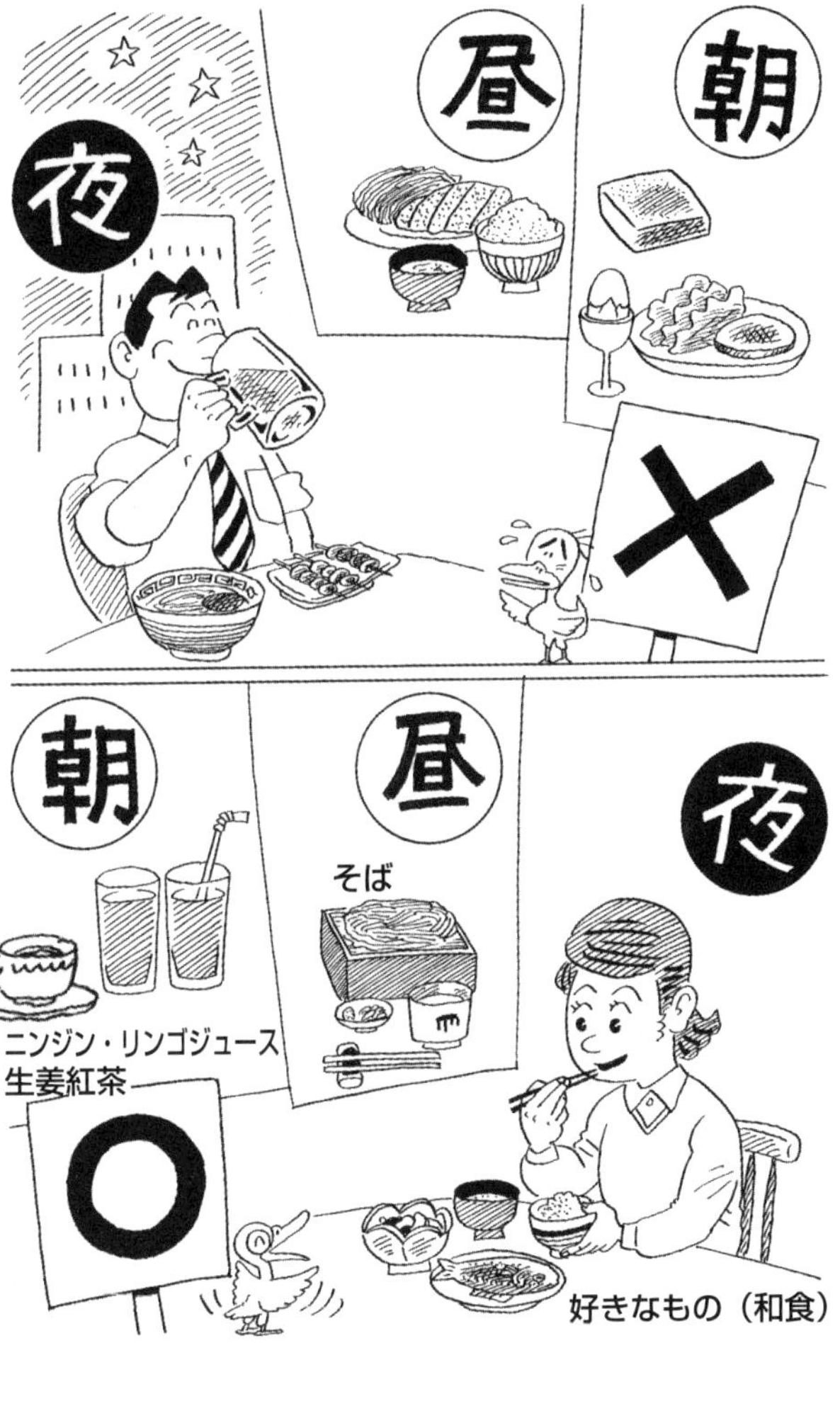

4 根本から治す――「少食」の方法

いままでの食べすぎや肥満からぬけ出すために、私は、次のような少食生活を勧めている。

これなら、やせるだけでなく、さまざまな不快な症状や慢性病の改善につながるはずだ。

▼朝食……生姜紅茶（136ページ）をコップ1～2杯
　または、ニンジンとリンゴの生ジュース（142ページ）をコップ1～2杯飲む

▼昼食……そば（ワカメそば、とろろそばなど何でも可。七味とネギを多めに入れる）、
　または軽食

▼夕食……アルコールも含めて、何でも可
　（日中にお腹が空いたり、ノドが渇いたときは、チョコレートや黒アメをつまむか、黒砂糖入りの生姜紅茶を適宜飲む）

●朝食について

朝食はしっかり食べないといけない、という風説がある。

しかし、**もともと「栄養過剰」な現代人にとっては、まだ寝ぼけている胃腸に負担をかけないで、脳をはじめ、体の各器官のエネルギー源となる糖を摂るためには、ニンジン・リンゴジュース、または生姜紅茶（ハチミツまたは黒砂糖入り）で十分**なのである。

十分というよりむしろ、そのほうがずっと快適に過ごせるはずだ。

なぜなら、私たちが生きていく上で一番大切な栄養素は、糖分だからだ。

実際に、糖が不足すると「低血糖発作」という症状が起きるが、タンパク質や脂肪がたとえ一時的に不足したとしても、「低タンパク発作」や「低脂肪発作」という言葉（症状）はない。だから、朝は、ニンジン・リンゴジュース、または生姜紅茶か、両方を飲むのがよいのである。**食べたくないのに無理に食べる必要はまったくない。**

しかし、それだけでは日中に空腹を感じるのなら、そのときは生姜紅茶を適宜飲めばいい。空腹感や満腹感は、血液中の糖分（血糖）の上昇・下降が、脳の満腹・空腹中枢を刺激して起こるのだから、生姜紅茶で糖分と水分を補えば、空腹感はなくなるはずである。

それに、これから述べる、生姜のさまざまな効能によって、気力、体力もあふれてくること請け合いだ。

●昼食、夕食について

朝食を摂らないときの昼食と夕食は、基本的に何を食べてもいい。

ただ、朝食を摂らなかった場合、前日の夕食から当日の昼まで16～18時間の「生姜紅茶」断食、または「ニンジン・リンゴジュース」断食をしたことになるから、**昼食をいきなりたくさん食べると体によくないので、少しセーブしたほうがいい。**

昼間は十分な時間がない忙しい人などは、「そば」が一番おすすめだ。

そばは、8種類の必須アミノ酸を含む優秀なタンパク質、動脈硬化を防ぐ植物性脂肪、カロリー源の炭水化物（糖分）のほかに、ビタミンやミネラルを十分に含んでいる。しかも、記憶力を促進し、認知症を防ぎ、脳卒中の予防をするとされるそばポリフェノール（ルチン）もある。

漢方的に見ても、寒冷地の原産で外観が濃い色をしているので、体を温める「陽性食品」（135ページ）でもある。

これに、ネギ（血行をよくして体を温め、しかも白血球の働きを高める硫化アリルを含む）と、七味唐辛子（同じく血行をよくして、保温・発汗に作用する）をぞんぶんにふりかけて食べると、午後からの仕事の活力も湧いてくる。

そばが嫌いな人や、毎日食べて飽きた人は、具だくさんのうどんにネギと七味をふりかけたり、ピザやパスタにタバスコをたくさんかけて食べると、そば同様、体を温めてくれる。

ふつうにご飯を食べる場合は、少々、少なめに食べることだ。

こうして朝と昼を過ごすと、夕食は「アルコールを含め、何をどれだけ食べてもいい」という権利が得られる。しかも、「好き嫌い」を大いにして、嫌いなものは食べず、好きなものをしっかり食べることが、体にとってはいい。

私たちの体は自分の生命を守るため、「好き、嫌い」の信号を発している。生命を守る、つまり、健康にいいものを体にとり入れるため「好き」のサインを出し、自分の健康にとって悪いものには「嫌い」のサインを出しているといっていい。

体が発する病気のサインに敏感になるのと同様、この「好き・嫌い」のサインにも耳を傾けるべきなのである。

5 根本から治す——「体を温める」方法

50年前には、日本人の体温の平均は36・8度とされていたが、いま患者さんの体温を測って、36・8度の体温を持つ人など皆無である。

高い人で36・2〜3度、ほとんどの人が35度台という低体温におちいっている。

1度体温が下がると、免疫力は30％以上低下する。がん細胞は35・0度で一番増殖し、39・3度以上になると死滅することを考えると、いま日本人の死因の断トツ1位を占めているがんの激増は、日本人の体温が低下してきたことが最大の要因と考えられる。

その体温の低下の原因として、交通機関や便利な家電製品の普及などによる筋肉労働の不足、水分の摂りすぎなども考えられるが、体を冷やす食物の摂りすぎや、塩をはじめとする体を温める食物が足りないことが、その大きな要因になっている。

次にあげる**「体を冷やす食物（陰性食品）」を避け、「体を温める食物（陽性食品）」をできるだけ摂る**ことが重要だ。

▼体を冷やす食物（「陰性食品」）＝少なめに摂るか、避ける

×水分が多い——水、緑茶、コーヒー、コーラ、ジュース、牛乳、ビール
×産地が南方——バナナ、パイナップル、ミカン、レモン、メロン、トマト、キュウリ、スイカ、カレー、コーヒー、緑茶
×味が酸味——酢、柑橘類《かんきつるい》
×動物性食品では牛乳、白身の肉
×植物性食品では葉菜類《ようさいるい》
×硬さが軟らかいもの——パン、バター、マヨネーズ、クリーム
×色は青・白・緑のもの——牛乳、うどん、洋菓子、白砂糖、葉野菜

▼体を温める食物（「陽性食品」）＝できるだけ摂る

○水分が少ない——日本酒、赤ワイン、紹興酒
○産地が北方——そば、塩シャケ
○味が塩味——塩、味噌、醤油、メンタイコ、チリメンジャコ、佃煮《つくだに》、つけもの

○動物性食品では赤身の肉、卵、チーズ、魚、魚介類
○植物性食品では根菜類《こんさいるい》（ゴボウ、ニンジン、ネギ、タマネギ、ヤマイモ……）や海藻類
○硬さが硬いもの――玄米、小豆《あずき》、チーズ、あんこ類、黒ゴマ
○色は赤・黒・橙《だいだい》のもの――チーズ、赤ワイン、黒ビール、そば、和菓子、黒砂糖

●「生姜紅茶」のつくり方、飲み方

生姜紅茶は、紅茶のティーバッグをカップに入れて熱湯を注ぎ、これに適量（本人が一番うまいと感じる量）の生姜をすりおろした生姜汁と黒砂糖（またはハチミツ）を入れるとできあがる。簡単なものだ。それでいて体を温めるには抜群の効果がある。

材料である生姜、紅茶、黒砂糖それぞれが体を温める作用を持っているのである。

紅茶のカフェインには、利尿作用があり、排尿を促す。また、紅茶は、見た目が赤(黒)いが、これは、漢方では体を温める食物であることを示している。青・白・緑の色の食べ物は体を冷やし、赤・黒・橙の色の食べ物は体を温める。そのためグリーン・ティーの緑茶は体を冷やし、ブラック・ティーの紅茶は体を温める。ヨーロッパでは緑茶が普及せず、紅茶しか飲まないのは、ヨーロッパの寒さが厳しいからだ。

黒砂糖は、体を温め、低体温からくる朝の不調を取り除いてくれる。体温が上がると体内の脂肪、老廃物、糖分の燃焼が促され、体重減少と血液浄化につながる。

「黒砂糖を摂ると太るのでは？」と思う人もいるかもしれないが、それは間違いだ。白砂糖と違って黒砂糖は紅茶とともに摂ると、むしろやせてくる。その上、黒砂糖には、ビタミンB_1やB_2などのほか、鉄、亜鉛、カルシウム、カリウムなどなどのミネラルが豊富に含まれている。したがって、現代人の特徴であるタンパク質、脂肪、炭水化物（糖）の三大栄養素の摂りすぎ、そしてそれを体内で燃焼・利用するためのビタミン、ミネラルが不足して、さまざまな現代病に悩んでいる私たちにとって、まさに黒砂糖は格好の健康食品なのである。

２００３年10月31日に、１１６歳で亡くなった、世界一の長寿者だった本郷かまとさんの大好物が、この黒砂糖だったという。十分に納得できるというものだ。

生姜紅茶は、このように紅茶にも黒砂糖にもメリットがあるが、なんといっても効果的なのは生姜である。

生姜は、私たち漢方医が使う医療用漢方薬約１５０種のうちの75％に含まれており、「生姜なしには、漢方は成り立たない」といわれるほどの薬効がある。

漢方の原典というべき『傷寒論《しょうかんろん》』に、「（生姜は）体を温め（血流をよくし）、すべての臓器の働きを活性化させる。体内の余分な体液（水の滞《とどこお》り）を取り除き、駆風《くふう》を促し（ガスを排せつし）消化を助ける……」と書いてあるし、明《みん》時代に書かれた中国の薬学書の『本草綱目《ほんぞうこうもく》』には、「（生姜は）百邪（さまざまな病気）を防御する」とある。

生姜はインドの原産であるが、紀元前2世紀には、古代アラビア人によって、インドから古代ギリシャ、ローマに海路で伝えられた。かのピタゴラスも、生姜を消化剤や駆風剤（お腹のガスをとる薬）として使用していたという。

生姜には、ジンゲロン、ジンゲロール、ショウガオールなどの辛味の成分と、ジンギベレン、クルクミン、ビザボレン、ピネンなどの芳香（精油）成分が含まれている。

最近、現代医学の薬理学の分野でも解熱・鎮痛作用、抗うつ作用、殺菌作用、健胃作用、降圧作用、抗血栓作用……等々、生姜の驚くべき効能が次々に発見されている。

起床直後の朝は、脳をはじめ体内の諸臓器が十分に目覚めておらず、また、体温も低いため、気分はうつ傾向にあるものだ。

そんなとき、生姜紅茶（黒砂糖またはハチミツ入り）で、体を温め、糖分を補い、心身をシャキッとさせる生姜の作用で元気をつけると、一日の好スタートが切れる。

この生姜紅茶を朝食代わりに、カップ2〜3杯飲むといい。生姜の刺激が強すぎるなら、生姜を減らすか、黒砂糖やハチミツを多めに入れるなど工夫をすると飲みやすくなる。

生姜は、すりおろしたものをそのままでも、しぼった汁でもどちらでもいい。ここでいう生姜とは、焼魚のつけ合わせなどで使う細長く先が赤く染まった「谷中《やなか》生姜」ではなく、スーパーなどで普通に売っているゴツゴツした「ひね生姜」のことである。

すりおろしたものをそのままだと、食物繊維もいっしょに摂り込めるので、便秘の人にはなおいいだろう。飲みはじめて、「おいしい」「気分がいい」「体調がいい」というなら、毎日続けるといい。もし、そうでないなら、飲む量や回数を減らしたり、生姜や黒砂糖の量を増減させるなどして試すなど、自分の体調とよく相談することだ。

また「生姜紅茶」でなく、「生姜湯《しょうがとう》」でもいい。

生姜湯

親指大の生姜をすりおろし、茶こしに入れる。上から熱湯をかけ、湯飲み茶碗いっぱいにする。これを1日1〜3回、黒砂糖やハチミツ、プルーンなどを入れて飲む。

生姜はこのように飲むだけでなく、湿布にして使うという方法も効果的だ。

生姜湿布

〈用意するもの〉

生姜約150g、水2ℓ、木綿の袋、厚めのタオル2枚

〈つくり方とやり方〉

①生姜約150gをすりおろし、木綿の袋に入れて上部をひもでしばる。木綿のハンカチなどにくるんで、輪ゴムで止めてもいい。

②水2ℓを入れた鍋に①を入れて火にかけ、沸騰寸前で止める。

③②が冷めないように、とろ火で温め続ける。

④70度くらいの③の中にタオルを浸して（湯が熱いので注意）、あまり硬くならないように絞り、このタオルを痛みがあるところや、がんや腹水、胸水、むくみ、子宮筋腫、卵巣のう腫などの患部にあてる。

⑤そのままだとすぐに冷えてしまうので、このタオルの上にビニールをかぶせておき、その上に乾いた別のタオルをのせる。

⑥10分くらいしたら、患部にあてていたタオルを③につけて絞り、ふたたび患部にあてる。

⑦これを2～3回くり返す。痛みや冷え、腹満、むくみ、また、がんなどの症状がひどい

ときは1日2～3回施す。軽いときは1日1回でいい。

生姜を入れたこの湯は温め直して2～3回使える。痛みのあるところや患部だけでなく、冷えのある人は下腹部にこの生姜湿布を使うといいだろう。

●「ニンジン・リンゴジュース」のつくり方、飲み方

朝食の代わりに生姜紅茶を飲むことで、健康を増進し、ちょっとした体の不調や、検査値の異常を正常に戻すことは、十分に可能だ。

体温低下傾向のいちじるしい40歳代以下の若い世代の人々にとっては、体を温めるという意味では、たいへん効果的である。

また、40歳もすぎて、少々心身にくたびれを感じている人たちや、高血圧、肝機能異常、糖尿病、痛風、脳血栓の既往歴などがあり、投薬を受け通院している人々にとっては、ニンジンとリンゴでつくるジュースを朝食代わりに飲むと、さらに効果的である。

1979年、私が勉強に行ったスイスのベンナー病院は、世界各地から集まってくる難病・奇病の患者を、食事療法を主とする自然療法で治すヨーロッパでは有名な病院だった。

食事療法の中でも、とくに重きをおかれていたのが、ニンジン2本とリンゴ1個でつく

る生ジュースをコップ2〜3杯飲む「ジュース療法」である。

当時の院長リーヒティ・ブラシュ医学博士に、

「なぜ、ニンジン・リンゴのジュースがそんなに効くのですか」

と尋ねたところ、

「人間の体に必要なビタミン、ミネラルをすべて含んでいるからだ」

という答えが返ってきた。

ニンジン・リンゴジュース

ニンジン2本とリンゴ1個をよく洗い、皮のついたままジューサー（ミキサーでない）にかけ、生ジュースをつくる。これでコップ約2杯半のジュースができる。

これをゆっくりかむように飲む。この基本ジュースにその他の野菜を加えることで、体から出ている病気のサインに応じたジュースができる（3章各項を参照）。

ニンジン　2本（約400g）→240cc
リンゴ　1個（約250g）→200cc
} 440cc（コップ2杯半）

米国のサンディエゴから国境を越えてすぐのティファナ（メキシコ）にあるゲルソン病院や、ロンドンから西へ150キロの港町ブリストルにあるブリストル・がんヘルプセンターでは、がんの治療にニンジンジュースを用いて、たしかな成果をあげている。

1982年、アメリカの科学アカデミーは「がんは税金みたいに逃れられないものではない」というタイトルで、「がんは、ビタミンA、C、Eをしっかり摂れば、確実に防げる」ことを示し、そのビタミンA、C、Eともに含まれているのがニンジンであることを発表したため、それ以来、ニンジンジュース・ブームが到来した。

ちなみに、私は、ベンナー病院から帰国後、26年間、朝食を食べない代わりに、ニンジン・リンゴジュースをコップ2杯と、生姜紅茶を1杯飲んでいる。おかげで、1年365日無休の「月月火水木金金」の生活を送り、すこぶる健康を保っている。

ニンジン2本・リンゴ1個からつくる生ジュースは、五臓六腑《ごぞうろっぷ》にしみわたるほどうまい味がする。ミキサーでなくジューサーを使うのは、サラサラのジュースのほうが飲みやすく、毎日続けやすいという点と、ミキサーの場合は水を加えるので、その弊害を考えているからだ。その理由を次に述べておこう。

●「水分」を摂りすぎると体は冷えてしまう

日本人の死因の2位と3位は心筋梗塞と脳梗塞だ。これらが血栓症なので、「血液をサラサラにする」という大義名分のもとに、「水をできるだけ多く摂るように」との指導がいま広くなされている。

たしかに水分は、生命にとっては空気（酸素）の次に大事だし、体内のあらゆる新陳代謝は水と熱によって行なわれているのだから、大切なことはいうまでもない。

しかし、水も多すぎると、有害になることがある。「植木に水をやりすぎると根腐れする」「湿気が多いと不快指数が上がる」というように、体内にも水分が多くなりすぎると、さまざまな不調や病気が起きてくるのが当然だ。

現代医学は「水分は摂れば必ず排せつされるもの」として、水分を多く摂るようにと指導をしているが、水分は「飲めば必ず出る」というものではない。

左の図のように、「冷え」と「水」と「痛み」は、お互いに強い関連がある。

「子どもが寝冷えをして下痢（水様便）して腹痛がする」（冷→水→痛）

「冷房にあたると頭痛が起こる」（冷→痛）

「雨が降ると神経痛がひどくなる」（水→痛）

「冷え」と「痛み」と「水分」の三角関係図

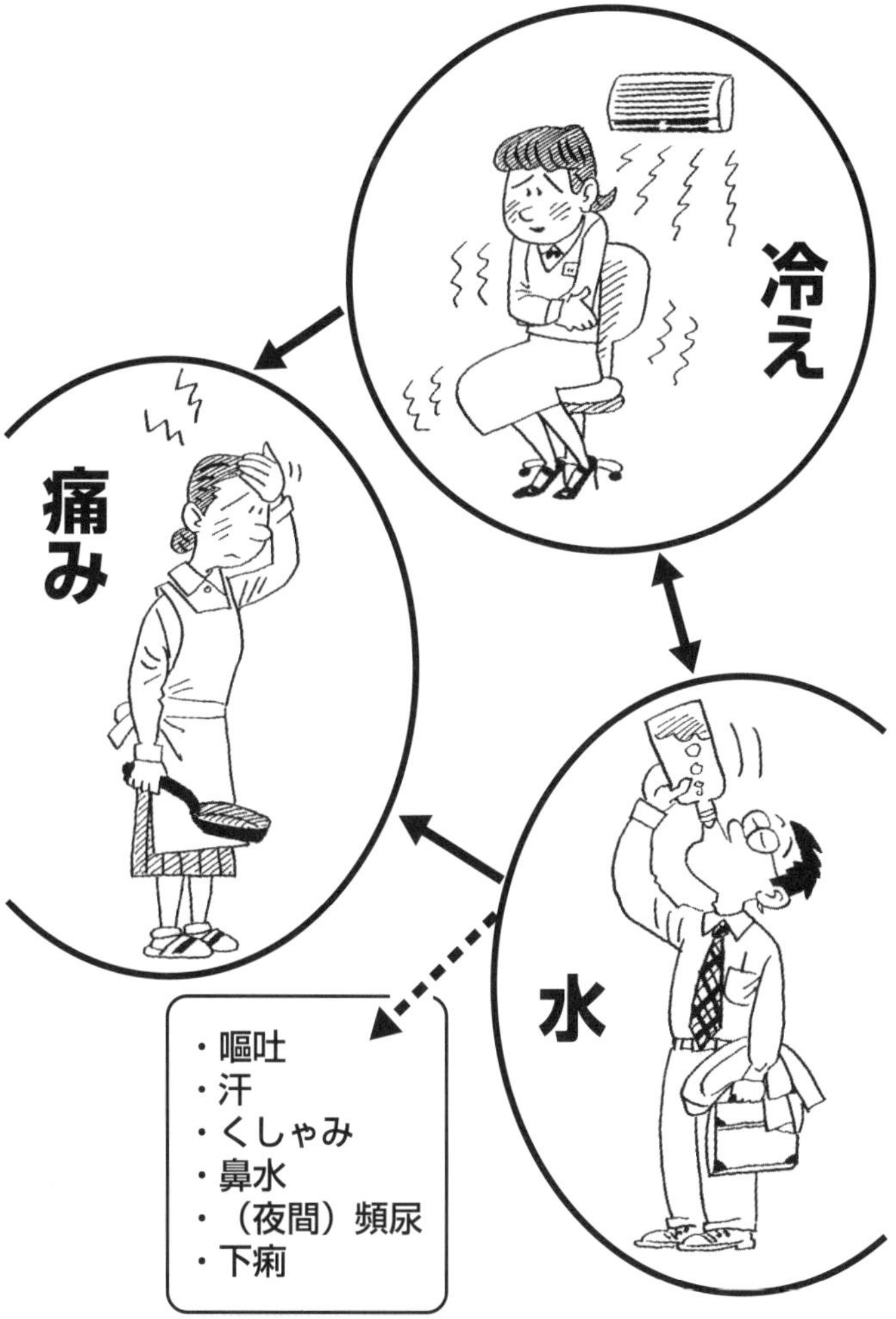

「雨に濡れると冷える」（水→冷）などを考えるとこの三角関係は明白だろう。

たとえば、屈強な若者でも冬山で遭難すると外傷を負わなくても死ぬことがある。一日のうちで気温も体温も最低になる午前3時から5時には、死亡率が一番高くなるし、ぜんそくや異型狭心症の発作もこの時間帯に頻発する。

このように体温の低下は、健康や生命にとって非常に危険であることを示している。「雨に濡れると冷える」「湯上がりに水を十分に拭きとらないと冷える」ことからわかるように、水分を多く摂って十分に排せつできないと体が冷えて、免疫力が低下する。

このことを2000年も前から、漢方では「水毒《すいどく》」といっている。

結膜炎（涙）や鼻炎（くしゃみ、鼻水）、ぜんそく（水様タン）、アトピー（湿疹）などのアレルギー疾患も、すべて「水の過剰＝水毒」である。

この水毒や冷えがあると、脈を速くして代謝を上げ、発熱を促して、冷えから逃れようとする反応が起こる人もいる。脈が1分間に10回速くなると、代謝が約12％、体温が約1度上昇することから考えて、頻脈《ひんみゃく》や不整脈も水毒をとるための現象である。西洋医学では、心電図はじめ、さまざまな心臓の検査で、不整脈の原因を探ろうとするが、確診を下せないことが多い。それは、頻脈や不整脈の真の原因は、心臓にあるのではなく水分にあるのだから、当然といえば当然である。

また、リウマチをはじめ、腰痛、ひざ痛など、あらゆる「痛み」も、水毒と冷えに関係している。だからこそ、入浴で温めたり、暖かく乾燥した季節になると痛みが軽減するわけだ。

こうしたことを考えると、血栓を防ぎ、血液をサラサラにするために水分を補給する必要があるなら、体を温め、腎臓の血流をよくして、発汗や排尿を促してくれる水分、つまり「体内にたまらない水分」で補給すべきである。

その「体内にたまらない水分」とは、体を温め、利尿作用のあるもので、紅茶、生姜紅茶、ハーブティー、コブ茶、塩を少々入れた白湯《さゆ》などである。

一方、水、緑茶、コーヒー、清涼飲料水などは、体を冷やす。たとえホットで飲んだとしても、緑茶やコーヒーは南方の原産だから体を冷やしてしまう。

その結果、腸が冷え、腸から血液への水分の吸収が悪くなるし、体が冷えると全身の細胞が血液から水を吸い上げる力も低下する。また、腎臓から尿として水分を出す力も落ちるので、体内に水がたまり、水毒を起こすことにつながる。

私たちの体は、いうならば塩水に浸かっているようなものだから、紅茶や生姜紅茶、ハーブティーに、少々塩を加えると、水分の吸収・利用がよくなるし、なかなかオツな味にもなる。また、コブ茶は塩気を含んでいるので、そのままで飲んでも大いに効果がある。

この章の最後に、「瘀血《おけつ》」を改善する生活療法をまとめておこう。次のうち、できるものを一つでも二つでもやるといい。

①**ニンジン・リンゴジュース**を飲む
②浄血作用と造血作用がある**黒ゴマ**を大いに利用する
③瘀血を除き、婦人病によく効く**ダイコン葉を干して刻んだものをご飯と一緒に炊いたり、味噌汁の具にして食べる**
④浄血作用がある**黒豆を、黒砂糖と煮て、毎食、食べる**
⑤**半身浴や足湯**をして下半身を温める
⑥**下腹部に生姜湿布**を施す
⑦ウォーキングをはじめとする、運動や肉体労働をすすんで行ない、**筋肉を動かす**

血液の汚れをキレイにして病気を治す生活

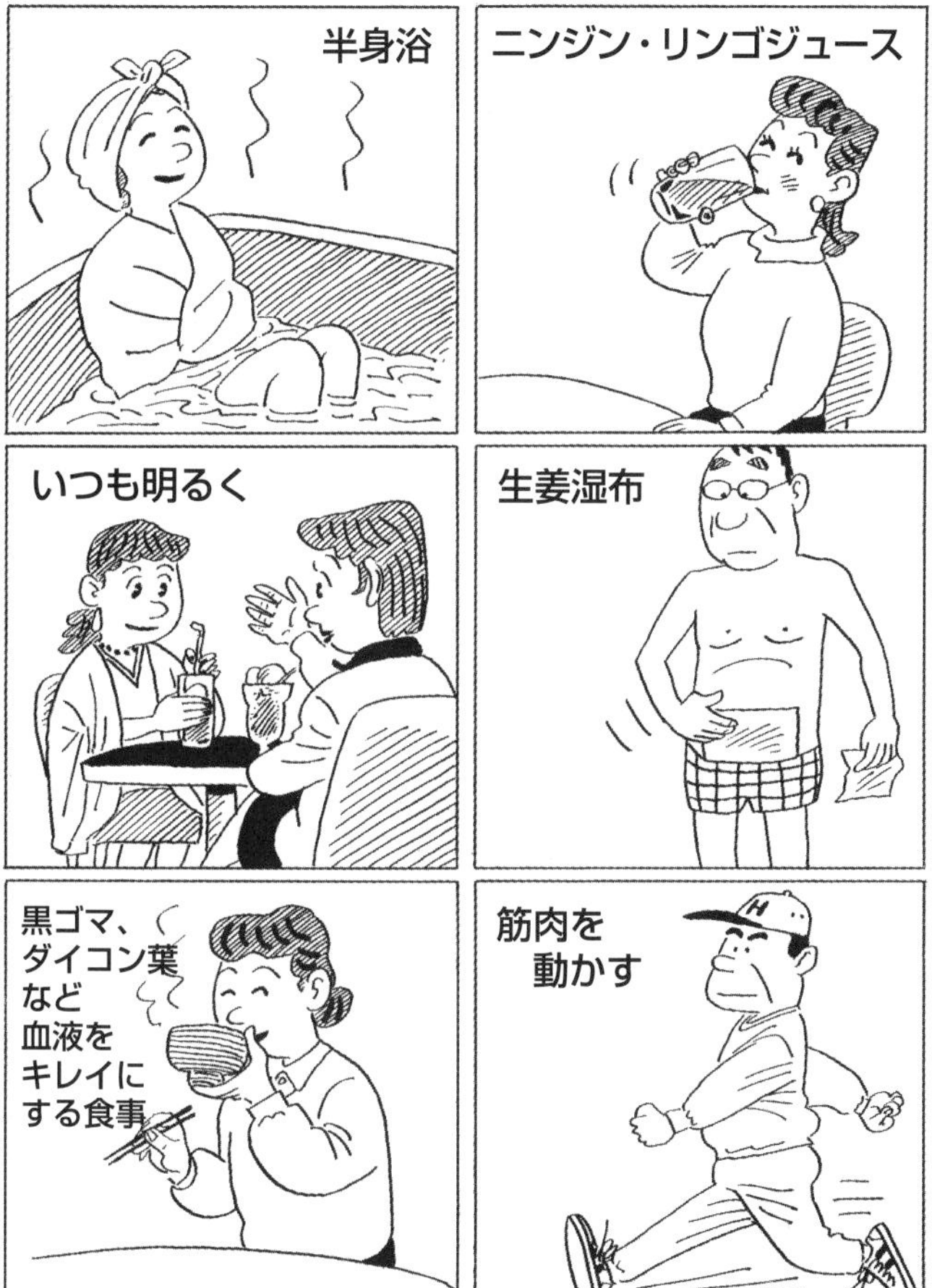
半身浴
ニンジン・リンゴジュース
いつも明るく
生姜湿布
黒ゴマ、ダイコン葉など血液をキレイにする食事
筋肉を動かす

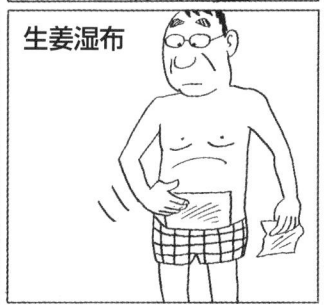

⑧入浴はシャワーですませず、**湯船にゆっくりとつかる**

⑨**「いつも明るく前向き」**に感謝の気持ちを持って生きる

マイナスの感情は、体温を下げて、免疫力を低下させ、病気を引き起こしやすくなる。逆に、いつも明るく前向きに、趣味に興じたり、人のために尽くしたり、感謝の気持ちを持って生きると体温が上がり、白血球の力が増強して免疫力も上がるのだ。

3章

〈症状・病気別〉クスリのいらない自己治療法

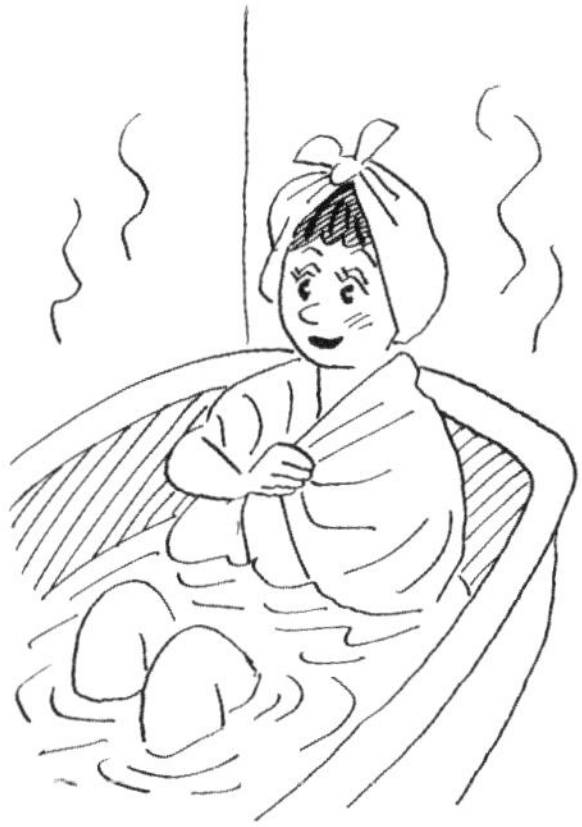

1 「炎症」を治す

「炎症」とは肺炎、胆のう炎、肝炎など、「炎」がつく病気の総称だ。

現代医学では打撲、熱などの物理的な因子、酸アルカリなどの化学的な因子、細菌やウイルス、真菌などの病原体のほか、体内の免疫異常（自己免疫）などで起こるが、大半の原因は細菌などの病原体であるとされる。

炎症の特徴的な症状は、①発熱、②痛み、③発赤、④腫《は》れ（腫脹《しゅちょう》）であり、これらの炎症疾患と闘ってくれるのが、白血球を中心とする免疫細胞である。

現代医学では、ばい菌を悪者と見なしている。扁桃腺《へんとうせん》炎、肺炎、気管支炎、ぼうこう炎、胆のう炎、髄膜《ずいまく》炎などの炎症性疾患は、ばい菌が原因なので、それを殺すための抗生物質を開発する。その抗生物質に抵抗するばい菌が出現すると、また別の抗生物質の研究・開発が必要となる。

しかし、ついにはどんな抗生物質も効かないＭＲＳＡ（メチシリン耐性黄色ブドウ球菌）などの耐性菌が出現し、いわゆる、「院内感染」がいま問題化している。

しかし、よく考えてみよう。

本来、ばい菌はドブ川、ゴミため、くそだめなど、汚いところにしか存在しない。きれいな小川のせせらぎや、南洋のコバルトブルーの海水にはほとんど棲息していない。

これを考えると、ばい菌の「存在意義」がおのずと明らかになってくる。

地球上の不用物、死んだ物、余剰物を分解して土の中に戻すのが、ばい菌の仕事なのである。

つまり、体内にばい菌が侵入してきて炎症が起こるのは、体内に老廃物がたまって汚れているからに、ほかならない。

つまり、炎症の原因は、ばい菌ではなく、「自分自身の体＝血液の汚れ」なのである。

「炎症」の「炎」という字は、見ての通り「火」が二つ重なっている。炎症を英語でinflammationというが、この中にあるflameは「炎」という意味だ。

つまり、体内の老廃物を燃やしているのであり、燃焼しているから発熱する。そして老廃物を体内につくる一番の原因が過食なのである。

風邪・せき・気管支炎

断食中や朝の起床時に吐く息がくさいことから、呼吸器（鼻、ノド、気管、肺）が体内、血液内の老廃物の排せつ器官であるということは容易に想像がつく。酔っぱらいの息がアルコールくさいことを思い浮かべてもらったら、さらにわかりやすい。これは、胃腸で吸収されたアルコールが、血液に入って全身を巡ったあと、不要物として肺から排せつされている様子だ。

鼻やノドの粘膜、気管支、肺に分泌されてきた老廃物を燃焼・処理するために、細菌がくっついて炎症を起こす。当然、呼吸器に炎症が起こると、こうした症状のほかに、発熱を伴う。その結果、西洋医学的には風邪、鼻炎、扁桃腺炎、気管支炎、肺炎などという診断名がつけられ、こうした感染症を起こす病原体として細菌、ウイルス、真菌（カビ）などが悪役としてあげられる。

しかし、先に述べたように本当の原因はただ一つ、体内の老廃物が過剰にたまったことである。
　したがって、呼吸器の炎症疾患にかかったら、食を減らし、または一時的にストップし、体を温めて発汗を促し、水分とビタミン、ミネラルを補い、野菜や果物のファイトケミカル（植物性の化学物質）の薬効の恩恵を受けるといい。

自分で治すポイント　①〜⑨を一つでも二つでもできる範囲で実行する。

①発熱して食欲がないときは、**無理に食べないこと**。食欲不振とは、胃腸を休ませて、そこで使われるエネルギーを、病気を治すほうに回そうとする反応であると同時に、食物から入ってくる老廃物を一時的にストップさせ、血液を浄化する反応であるからだ。
②風邪のごく初期なら、**体力のある人は、ジョギングして発汗するとか、サウナや熱い風呂に入って発汗すると**、むしろひどくならず、早めによくなることがある。「葛根湯《かっこんとう》」を飲むのと同じ原理で、汗で老廃物を排せつし、血液の汚れをきれいにできるからだ。
③**熱い味噌汁に、ネギをたくさん入れて**飲み、すぐ就寝する。
④**生姜湯**（139ページ）、**梅醤番茶**《うめしょうばんちゃ》（245ページ）を1日2〜3回飲用する。
⑤**梅干し**を2個黒焼きにして、熱いお茶といっしょに飲む。

⑥生姜紅茶（136ページ）、または次の「レモン湯」を1日2～3回飲む。

レモン湯

レモン1個をしぼってコップに入れ、それにお湯を注いでいっぱいにし、ハチミツか黒砂糖を入れて飲用する（1日2～3回）。ハチミツ、黒砂糖には、タンをとる作用がある。レモンはビタミンCが大量に含まれ、白血球の働きを高めるほか、ウイルスや細菌を殺す作用がある。

⑦酒が飲める人は、次のような方法もある。

（1）日本酒の熱かん50ccに卵の黄身を入れて一気に飲み、就寝する。
（2）ウイスキーのお湯割りにレモンを2分の1個～1個しぼって入れて飲み、就寝する。
（3）日本酒20ccを湯飲み茶碗に入れ、すりおろした生姜を約10滴（5cc）加え、熱いお湯を30cc程度加えて、飲んだらすぐに就寝する。

⑧なお、せきがとくにひどい風邪には、「陳皮《ちんぴ》入り生姜湯」（ミカンの果皮を乾かしたもの5gと生姜5gをそれぞれ刻み、黒砂糖とともに水1合に入れて、半分になるまで煎じる）を飲むといい。

⑨生ジュースが飲みたいと思うときは、次の「ニンジン・リンゴ・ダイコンジュース」が

いい。

ニンジン・リンゴ・ダイコンジュース

ニンジン　2本（約400g）　→240cc
リンゴ　3分の2個（約200g）　→160cc
ダイコン　100g　→70cc
→470cc（コップ2杯半）

を、1日1～2回に分けて飲む（ただし、朝食を摂らない場合は、朝食代わりにして、1日1回でも可）。ダイコンには、せきを鎮め、タンをとる作用があるほか、辛味成分の硫黄化合物が白血球の働きを高め、老廃物の排せつを促進させる。

ここにあげたものの内服だけでは治りきらない場合、胸と背中に、**生姜湿布**（140ページ）を施すといい。

皮膚の炎症・発疹

俗にいう「できもの」「吹き出物」も体内の老廃物が過剰になってきて、それが皮脂腺や毛包《もうほう》（毛根を包んでいる組織）より排せつされ、そこに細菌がくっついて、老廃物の燃焼・処理をしている状態と考えていい。

実際に、食べすぎたり、チョコレートなど高栄養食品を摂りすぎたときに、よく吹き出物が出ることを考えれば、合点がいく。

自分で治すポイント　①〜⑧を一つでも二つでもできる範囲で実行する。

①皮膚病の人は、ほとんどの人が過食傾向にある。過食の結果できた余剰物・老廃物が体外へ排せつされる現象と考えていい。したがって、**よく嚙み、「腹八分」を守ること。**

②野菜、海藻、豆類など、**食物繊維の多いものをしっかり食べて、腸を掃除すること。**

③**散歩、運動、入浴**などで発汗し、老廃物を体外に出すこと。

④皮膚の代謝をよくし、解毒力も強い**ハトムギをご飯に混ぜて食べる**か、**ハトムギ茶**を常用すること。

⑤**シイタケ約10gを煎じて1日3回温めて飲む**と、発疹を促して、皮膚病の治癒《ちゆ》を早める。つまり、皮膚病とは、老廃物を外に出して治ろうとしている状態なのだから、ステロイド剤などで皮膚の上から発疹をおさえるのは逆療法ということになる。

⑥生ジュースは、次の**ゴボウを加えたジュース**を毎日飲むといい。

ニンジン・リンゴ・ゴボウジュース

ニンジン　２本（約４００g）→２４０cc
リンゴ　３分の２個（約２００g）→１６０cc
ゴボウ　２００g→１００cc
（またはキュウリ１本　約１００g→80cc）
→ ５００（４８０）cc（コップ３杯弱）

ゴボウもキュウリも、強力な解毒作用を有している。

⑦**ヨモギやモモの葉を入れて入浴する**と、「あせも」や「かゆみ」に効く。

⑧「虫さされ」には、**パセリの生の葉をもんで患部に直接すり込む**といい。

「水虫」には、水疱をつぶして、温めた酢を患部につけたあと、皮をはがして、**ニラの**

生汁をすり込むといい（毎日）。

ゴボウの汁は、湿疹、ジンマシン、虫さされ、ヤケドに「湿布薬」として、口内炎や歯ぐきの腫《は》れに「うがい薬」としてもよく効く。

ダイコンの汁の塗布も、かゆみによく効く。

⑨昔から、ヘチマ水が化粧水として使われていたように、ヘチマやキュウリなど、ウリ科の植物の汁には美肌効果がある。キュウリを輪切りにして、皮膚の吹き出物に直接あてたり、キュウリの汁を直接または脱脂綿に浸して患部に塗布するのもいい。

ぼうこう炎・腎盂《じんう》腎炎《じんえん》

男性に比べて、女性が圧倒的にぼうこう炎になりやすい。女性の場合、解剖学的に肛門と尿道が男性より近いので、肛門周辺の大腸菌が尿道に侵入して尿路を上っていき、ぼうこう炎になったり、悪化するとさらに上部の腎盂《じんう》腎炎《じんえん》になるわけだ。こうした「ばい菌」から身を守るのが、血液の中の白血球である。ほとんどの女性は、ヘソより下が冷えて血行が悪いので、白血球の循環数も少なく、侵入したばい菌を退治できないという面もある。

現代医学では、ぼうこう炎や腎盂腎炎になった場合、「水分をたくさんとって尿量を多くし、ばい菌を洗い流せ」というが、水分は体を冷やし、ぼうこうや腎臓あたりの血流を悪くする傾向もあるので、やみくもに水分を摂ればいい、というものでもない。

自分で治すポイント ①〜⑦を一つでも二つでもできる範囲で実行する。

①水分を摂るときは、体を温めながら利尿を促すように、**生姜湯**（139ページ）、**ゆで小豆**

（176ページ）、**生姜紅茶**（136ページ）、**緑茶に梅干しを加える**などの工夫をして飲む。

②ぼうこう炎をくり返す人は、**下腹部に腹巻き**、**カイロ**をあてて温める。

③**半身浴**で下半身を温める。**生姜風呂**（193ページ）、**塩風呂**（193ページ）、**ニンニク風呂**（190ページ）でもいい。

④**生姜湿布**（140ページ）を入浴後、毎日、下腹部に施す。

⑤フライパンで自然塩を焼き、布袋に入れて、ヘソから下腹部にあてて温める。焼塩は冷めにくいが、冷めたら再び炒る。

⑥日頃、**ゴボウ**、**ニンジン**、**レンコン**、**ヤマイモなど**の根菜類を常用する。

⑦よほどの冷え性でないかぎり、次の**キュウリ・パセリを加えた生ジュース**を飲むといい。

ニンジン・リンゴ・キュウリ・パセリジュース

ニンジン	1・5本（約300g）	↓	180cc
リンゴ	3分の2個（約200g）	↓	160cc
キュウリ	1本（100g）	↓	80cc
パセリ	50g	↓	30cc

（合計）450cc（コップ2杯半）

キュウリは利尿作用があり、パセリは尿路の浄化作用を発揮する。

肝炎

肝臓は、血液や体内に発生した有害物の解毒器官であるため、食べすぎや肉食過剰により、腸内にアミン、アンモニア、スカトール、インドールなどの猛毒物質が生じると、その解毒に追いまくられて傷《いた》めつけられる。こうなると、ウイルスやアルコール、薬剤によって肝炎を発症しやすくなる。

同じく、便秘の腸内も有害物を発生させ、肝臓を傷める要因になる。

つまり、肝炎ウイルスは肝炎を起こす引き金にすぎない。肝炎の本当の原因は肉、卵、牛乳に代表される動物性食品、白米、白パン、白砂糖に代表される精白食の食べすぎによってつくり出される、腸内腐敗産物ということになる。

自分で治すポイント　①〜⑦を一つでも二つでもできる範囲で実行する。

①食べすぎない。

②**とくに肉食は、ごく控えめに。**

③解毒作用のあるビタミンB_2を含む**大豆、納豆、米の胚芽（玄米）、緑茶、ウニ、カキなどをしっかり食べる。**

④**生ジュースは、**ニンジン・リンゴの基本ジュースでももちろんいいが、胃腸や肝臓の働きを強化する**キャベツやセロリ、または、腸の中のタンパク質（老廃物）を分解してくれるパイナップルを加える**とさらにいい。

ニンジン・リンゴ・キャベツジュース

ニンジン　２本（約４００g）→２４０cc
リンゴ　１個（約２５０g）→２００cc
キャベツ　１００g→70cc
（またはセロリ　１００g→70ccかパイナップル　１００g→70cc）

５１０cc（コップ３杯弱）

⑤**シジミ、アサリなど、利胆作用のある貝類の味噌汁**を毎日飲む。

⑥強肝作用を有するタウリンが含まれる**エビ、カニ、イカ、タコ、カキを積極的に食べる。**

⑦右上腹部からみぞおちにかけて、１日１〜２回**生姜湿布**（140ページ）を施し、肝臓への血流をよくする。また、**腹巻きを**し、ヤケドに注意して右上腹部に**カイロ**をあてる。

歯槽膿漏《しそうのうろう》

歯槽膿漏は、口の中の細菌の毒素やその代謝産物、歯垢《しこう》、食物のカスなどで歯肉が刺激されて炎症が起き、その結果、起こる病気だ。そのため、よく噛んでだ液を出し、ブラッシングで歯肉の血行をよくすることが、その予防・治療には大事になる。

だ液には、こうした炎症を起こす物質を洗い流す働きがあるので、日頃よく食物を噛むことで、口の周囲や舌が十分に動かされると、食物のカスや酸性物質は、だ液といっしょに洗い流され（自浄作用）、歯槽膿漏や虫歯になりにくくなる。

自分で治すポイント　①〜④を一つでも二つでもできる範囲で実行する。

①歯ぐきの血行をよくすることが一番の治療法。歯ブラシを軽く持って、1回に最低5分、1日3〜4回ブラッシングする。最初は血や膿《うみ》が出てきて驚くが、ひるまず続けること。

②ブラシの上にふつうの練り歯みがきをのせ、その上に自然塩か、ナスのヘタの黒焼きに

自然塩を混ぜたものを加えて、ブラッシングをすると、歯ぐきの血行をよくし、歯ぐきを引きしめる。

③イチゴには歯ぐきを引きしめる作用があるので、くだいたイチゴを歯ブラシにのせてみがくか、イチゴを食べる。

④生ジュースはカブの葉、またはパセリを加えたものを飲む

ニンジン・リンゴ・カブの葉ジュース

ニンジン　2本（約400g）→240cc
リンゴ　1個（約250g）→200cc
カブの葉　100g →80cc
（またはパセリ　50g→30cc）

合計　520（470）cc（コップ3杯）

カブの葉は、カルシウムを多く含み、歯や歯ぐきを強化する。また、パセリには、口の中の浄化作用がある。

帯下《たいげ》（おりもの）・子宮内膜炎など

女性性器からの分泌物を「帯下《たいげ》」といい、これをもたらす女性性器の炎症も、ほかの炎症と同じく、血液の汚れが根本原因として存在するが、ほかには女性特有の下腹部の冷えによる、女性臓器への血行不順がある。

そのため、日頃から腹巻きや使い捨てカイロで下腹部を温めること、全身浴のあとに、ヘソから下だけ湯に浸かる半身浴を15〜30分行ない、下半身の血行をよくすることがきわめて大切である。

自分で治すポイント ①、②をできる範囲で実行する。

① 159ページの「ニンジン・リンゴ・ゴボウジュース」を、1日2〜3回に分けて飲む（ただし、朝食を摂らない場合は、朝食代わりにして1日1回でも可）。

ゴボウは、下半身全体やそこにある臓器の働きを強化し、とくに含有成分のアルギニンは生殖臓器の働きを高める。

②次の「ニラ塩湯」を飲む

ニラ塩湯

ニラ約20gをミキサーにかけてできた「泥のような汁」をふきんでしぼり、そのしぼり汁を茶碗に入れ、粗塩かハチミツ少々を加えて熱湯を注いで飲む。

ニラは、とくに女性臓器への血行をよくし、婦人病の改善に有効。

2　「血液・体液のめぐりの悪さ」を治す

私たちの体の中では、60兆個もの細胞が、循環する液体（血液、リンパ液、細胞間質液）から栄養、水、酸素などの必要物を摂り込み、炭酸ガスそのほかの老廃物を排せつすることが休みなく行なわれている。

人間は体重の60〜65％が水であり、いうならば体の中は「水びたし」で、体内の細胞は「水の中に沈んでいる」といってもいい。

これら水分（血液、リンパ液）はたえずスムーズに流れて、体内の新陳代謝が行なわれなければならないが、その循環に障害が起こると、いろいろな病気が生じる。

それが、むくみ（浮腫《ふしゅ》）、高血圧、充血、貧血、うっ血、出血、梗塞《こうそく》（血栓など）だ。

いわゆる、体内の水分の滞《とどこお》り（流れの悪さ）が、こうしたさまざまな症状を起こすのである。

高血圧

脳卒中とは、脳の中で「卒＝突然に」何かが「中《あた》る＝発生する」状態で、脳出血、脳梗塞、くも膜下出血、一過性脳虚血発作などがある。

昭和30年代までは、脳卒中といえば、ほとんどが脳出血だったが、現代はほとんどが脳梗塞だ。

栄養状態があまりにもよくなりすぎ、血液中のコレステロール、中性脂肪のほか、タンパク質、赤血球、血小板などの余剰物が増加し、それが血栓となって脳の動脈につまってしまうわけである。

脳卒中のことを別名、脳溢血《いっけつ》ともいう。人間は若いときは、下肢・腰の筋肉がしっかりしていて、下半身に血液がたくさんたくわえられ、「頭寒足熱」のたいへんいい健康状態にある。

しかし、歳をとるにつれて、腰や下肢、尻の筋肉が削げ落ちてくる。すると、当然、下半身の血液が行き場を失って上半身に移り、高血圧が生じる。

さらにひどくなり、脳に血が溢《あふ》れ出た状態が、「脳溢血＝脳梗塞・脳出血」なのだ。

そのため、脳卒中を自分で予防・治療するには、日頃からウォーキングなどで下半身を鍛え、全身浴のあと、半身浴をするなどして、下半身の血流をよくする必要がある。

自分で治すポイント　①〜⑤のいくつかをできる範囲で実行する。

①体重オーバーなら標準体重に戻すように努力する（**よく噛んで少食に。やたらと水分を摂らない**）。

②**肉、卵、牛乳、バター、マヨネーズはなるべく控え、魚介類を中心に摂る**。ＥＰＡやタウリンが動脈硬化を予防し、血栓を溶かしてくれる。

③酒はむしろ動脈硬化を予防するＨＤＬコレステロールを増やしてくれるので、飲んでいい。**ビール、焼酎、日本酒、ワインなどがいい**。

④**海藻、豆、野菜、コンニャクなど食物繊維の多いものをぞんぶんに摂り**、腸内と血液の浄化を心がける。また、脳卒中の予防・治療にも、魚介類をしっかり食べること。

⑤生ジュースは次のいずれかを飲むといい。

ニンジン・リンゴ・セロリジュース

ニンジン　2本（約400g）→240cc
リンゴ　1個（約250g）→200cc
セロリ　100g→70cc
→510cc（コップ3杯弱）

を、1日2〜3回に分けて飲む（ただし、朝食を摂らない場合は、朝食代わりにして1日1回でも可）。セロリは、体内のカルシウム、老廃物などの固まりを溶かす有機のナトリウムを多量に含む。そのほかにも、含有成分のピラジンが血栓を溶かす。

ニンジン・パイナップル・キュウリジュース

ニンジン　2本（約400g）→240cc
パイナップル　300g→210cc
キュウリ　1本（約100g）→80cc
→530cc（コップ3杯）

を、1日2〜3回に分けて飲む（ただし、朝食を摂らない場合は、朝食代わりにして1日1回でも可）。パイナップルに含まれるブロメリンには、血液を固める働きをするフィブリン（タンパク質）を溶かす作用があり、キュウリは利尿を促し、血液中の塩分や老廃物を捨て、高血圧や血液の汚れを改善する。

ニンジン・セロリ・パセリジュース

ニンジン　2本（約400g）→240cc
セロリ　100g　→　70cc
パセリ　50g　→　30cc
→340cc（コップ2杯弱）

を、1日1〜2回飲む（ただし、朝食を摂らない場合は、朝食代わりにして1日1回でも可）。パセリにもセロリと同様、ピラジンが含まれている。

また、最近、明け方の3〜5時から血圧が上昇しはじめ、午前中に血圧が高く、午後になると正常化するという「早朝高血圧」の人が増えている。ふつう、血圧は午前中は低くて、日中活動するとともに上昇するというのが、これまでの常識だった。

早朝高血圧の原因は、冷え（1日のうちで、体温、気温が最低になるのは、午前3〜5時だから）や、水分の摂りすぎが原因だ。雨に濡れると体が冷えるように、水分は体を冷やすからだ。そのため、早朝高血圧の予防・改善には、体内の排水（尿、汗）をよくすること、体を温めて血管を拡張することが一番大切になる。

早朝高血圧の場合は次のいずれかの生ジュースを飲むといい。

ニンジン・リンゴ・キュウリジュース

ニンジン　2本（約400g）→240cc
リンゴ　1個（約250g）→200cc
キュウリ　1本（約100g）→80cc
} 520cc（コップ3杯）

を、1日2〜3回に分けて飲む（ただし、朝食を摂らない場合は、朝食代わりにして1日1回でも可）。キュウリには、カリウムやイソクエルシトリンなど、強力な利尿作用のある成分が含まれ、余分な水分と塩分を体外へ排せつする。

ニンジン・リンゴ・タマネギジュース

ニンジン　2本（約400g）→240cc
リンゴ　1個（約250g）→200cc
タマネギ　30g　→20cc
} 460cc（コップ2杯半）

を、1日1〜2回に分けて飲む（ただし、朝食を摂らない場合は、朝食代わりにして1日1回でも可）。タマネギに含まれる硫化アリルが血管を拡張して血行をよくするほか、体を温め、発汗作用や利尿作用を発揮する。

むくみ

「心不全」というと、イコール「死」を連想するが、死に至るようなものから、文字通り「心臓が不完全にしか働いていない」軽い症状まで、さまざま存在している。

心臓弁膜症や心筋症、狭心症、高血圧性心臓病などで、心臓の機能（力）が落ちてくると、心臓が全身の細胞へ血液を押し出す力が低下するとともに、全身から血液を引き戻す力も低下する。

すると、全身の器官、組織、細胞で血液がうっ滞し、血管壁から水分が漏出して、心不全の症状として特徴的な「むくみ」がでてくるわけだ。そのため、心不全になると、利尿剤を処方して治療することになる。

心不全の場合、ほかに肺に水分がたまる（肺水腫《はいすいしゅ》）症状も加わり、息切れ、動悸、呼吸困難などの症状も出てくる。また、胃腸や肝臓がむくむと、食欲不振や吐き気、うっ血肝による肝機能低下も生じてくる。

心不全になると、1日500g〜1kgも体重が増えることがある。すべて「水」の排せつが悪いからだ。

そのため水分は、水やお茶、麦茶、コーヒー、清涼飲料水など、体を冷やし（ということは腎臓も冷やして）排尿を悪くするようなものではなく、お茶に梅干し、紅茶、生姜紅茶、ハーブティー、コブ茶など、体（腎臓）を温めて排尿をよくするような水分を摂るべきだ。腎臓も熱（体温）で働いているので、冷えると働きが悪くなるからである。

自分で治すポイント ①〜⑤のいくつかをできる範囲で実行する。

①小豆は利尿作用が強力なので、玄米（または白米）に、小豆を1〜2割入れて**赤飯**にしたり、次の「**ゆで小豆**」や「**小豆コンブ**」をつくって食べる。

ゆで小豆

（1）よく洗った小豆50gを鍋に入れる。

（2）水600ccを加えて小豆が軟らかくなるまで、約30分煮つめてできあがり（1人分1回量）。

汁だけ飲んでも、汁といっしょに小豆を食べても利尿効果抜群である。

小豆コンブ

（1）小豆50ｇと刻んだコンブ適量を、多めの水に入れる。
（2）ときどき水を加え、十分に小豆が軟らかくなるまで煮る。
（3）好みの量の自然塩を加えて食べる。

②「**トウモロコシの毛の煎じ汁**」を飲む。
トウモロコシの毛（雌しべ）5～10ｇを陰干しにし、コップ一杯の水で煎じて半分量とし、1日3回温めて飲む。

③なお、むくみもひどく、動悸・息切れを伴い、心臓の機能がかなり落ちている人は、次の「**卵醤**《らんしょう》」を飲むといい。

卵醤

（1）卵（できれば有精卵）の黄身1個分を白身から分離して、茶碗に入れる。
（2）黄身と同量の醤油を加えて十分にかき混ぜてそのまま飲む。
強壮作用が強すぎるので、1～2日に1回程度とし、連用は避ける。卵醤を飲まない日は、**梅醬番茶**《うめしょうばんちゃ》（245ページ）を飲むとよい。

④スイカを食べる。スイカは利尿作用があるが、夏だけのもの。しかも、体を冷やす作用

もあるので、冷え性の傾向のある人は、自然塩をふりかけて食べるといい。あるいは、スイカの果汁を鍋に入れ、とろ火で煮つめて、アメ状にした「**スイカ糖**」をつくり、冷凍庫に保存して適宜お湯に溶いて食べるといい。

⑤生ジュースは次のいずれかを1日1〜2回飲む（ただし、朝食を摂らない場合は、朝食代わりにして1日1回でも可）。

（1）「**ニンジン・リンゴ・キュウリジュース**」（174ページ）。

（2）「**ニンジン・リンゴ・タマネギジュース**」（174ページ）。

キュウリにも強力な利尿作用があるので、ニンジン・リンゴの基本ジュースに加えるとよい。ただし、キュウリは体を冷やす作用があるので、冷え性の人や、やってみて冷えのため利尿の効果がない場合、キュウリの漬物やぬか漬けにして多く食べるようにするといい。

また、タマネギの硫化アリルも、強心・利尿作用を発揮し、血管を広げ、腎血流をよくして、利尿を促進する。

めまい・耳鳴り

「めまい」は、西洋医学的には「自分の体と周囲の物体との空間的な関係を異常に感じること」と定義されている。

しかし、脳腫瘍《しゅよう》や脳梗塞《こうそく》、小脳の萎縮《いしゅく》や聴神経の炎症や腫瘍など、明らかな器質的病変が存在しないときのめまい、耳鳴りは、漢方でいう「水毒《すいどく》」が原因だ。

めまいや耳鳴りがひどくなると、激しい嘔吐《おうと》を伴う。つまり、胃液という水分を排せつして、体の水分量を減らそうとする反応である。これが、西洋医学で「メニエル症候群」といわれる病気だ。メニエル症候群になると、医師から、「疲れか、寝不足やストレスが原因でしょう」といわれることが多いようだが、疲れやストレスは、排せつ、とくに水分の排せつを悪くして、体内に水毒をつくる傾向がある。

ほかに、日頃からお茶や水、コーヒーなど、水分ばかりたくさん摂り、あまり体も動かさないで排尿や発汗の少ない人に、めまいや耳鳴りはよく起こる傾向にある。

対策はもう自明である。体を温め、汗や尿をよく出すことだ。

自分で治すポイント　①〜⑬のいくつかをできる範囲で実行する。

①**水分を摂りすぎない**（牛乳、ビール、コーラ、ジュース、コーヒー、緑茶など）。
②**塩、味噌、醤油、メンタイコなど、塩の効いた陽性食品をしっかり摂る。**
③野菜は、サラダは避け、**ゴボウ、ニンジン、レンコン、ネギ、タマネギ、ヤマイモなどの根菜を食べる**（なるべく火を加えて調理する）。
④**生姜湯**（139ページ）や**梅醤番茶**《うめしょうばんちゃ》（245ページ）、生姜の料理を食生活に十分にとり入れる。
⑤南方産の果物は体を冷やすのでやめ、北方産の**リンゴ、プルーン、ブドウ、イチゴなどを食べる。**
⑥緑茶より紅茶、野菜より海藻、大豆より小豆、うどんよりそばなど、**色の濃いものを食べる。**
⑦**筋肉を鍛え、**体温を上げる。
⑧入浴も、**生姜風呂**（193ページ）や**塩風呂**（193ページ）などで体を温める。
⑨酒は、**日本酒の熱かん、赤ワイン、梅酒、紹興酒の熱かんなど**にする。また、**生姜酒**

（生姜100g、氷砂糖150g、ホワイトリカー1・8ℓでつくる）を就寝前に20〜30cc飲むと、とくにいい。

⑩**梅干し**も1日2〜3個は必ず摂るようにする。

⑪**「ニンジン・リンゴ・キュウリジュース」**（174ページ）を、1日2〜3回飲む（ただし、朝食を摂らない場合は、朝食代わりにして1日1回でも可）。キュウリには強力な利尿作用がある。

⑫**「シナモン入り生姜紅茶」**を飲む。生姜紅茶（136ページ）にシナモンの粉を適量入れてつくる。生姜、紅茶には強力な利尿作用があり、シナモンは内耳を含めた脳内の血行をよくして、内耳にたまっている余分な水分を血液に吸収させて排せつさせる。

⑬**ゆで小豆**（176ページ）を食べる。「ゆで小豆」は強力な利尿効果がある。汁だけ飲んでも、小豆といっしょに食べてもいい。小豆に含まれるサポニン（ファイトケミカル＝植物性の化学物質）のなせる業《わざ》であるが、日頃、尿の出の悪い人は、赤飯、おしるこ、まんじゅうなどで、小豆を毎日食べる習慣をつけるといい。

めまい、メニエル症候群の妙薬として、ニッキ、サルノコシカケ、朮《じゅつ》、甘草《かんぞう》など利尿成分が入った「苓桂朮甘湯《りょうけいじゅつかんとう》」という漢方薬がある。

動悸《どうき》・頻脈《ひんみゃく》・不整脈

動悸、頻脈、不整脈などは、現代医学ではもちろん心臓の病気であるが、漢方では「水毒」と考える。

体内に余分な水分がたまっていると、体を冷やし、代謝《たいしゃ》が悪くなる。そこで、代謝を高めるために、動悸や頻脈、不整脈を起こし、「水」を排せつしようとする反応である。なぜなら脈が10増加すると体温が約1度、代謝が約12％上昇するのだから。

動悸や頻脈、不整脈は、何か活動しているときには起こらず、たいていは安静時に起こる。何かをやっているときは、筋肉が動いているためにそこで水分を消費していたり、筋肉から産出される熱で水分が処理されるからだ。

また、動悸や頻脈を訴える人のほとんどは、お茶、コーヒーなどの、水分をやたらに多く摂る人である。

なお、体を動かしたときに動悸・頻脈が起こる場合は、心臓が悪いケースも考えられるので、病院で診てもらうこと。

自分で治すポイント　①〜⑥のいくつかをできる範囲で実行する。

①**余分な水分を摂るのはやめ、**体内からの排水に心がける。つまり、利尿・発汗をするように、**散歩・スポーツを十分にやり、入浴の仕方を工夫**する（心電図などで異常のない人の場合）。

②**生姜紅茶**（136ページ）、**生姜湯**（139ページ）や、**生姜湯にクズ粉を入れたもの**を1日に2〜3回飲む。

③**生姜風呂**（193ページ）、**ニンニク風呂**（190ページ）などに入り、汗を出す。

④「**ニンジン・タマネギジュース**」（244ページ）を1日1〜2回に分けて飲む（ただし、朝食を摂らない場合は、朝食代わりにして1日1回でも可）。

⑤**ゆで小豆**（176ページ）、**スイカ糖**（178ページ）などを用いて、利尿をはかる。

⑥動悸・不整脈が出て、恐い病気と思うと、不安が不安を生んで悪化しかねない。たかが「水毒」にすぎないと信じて、**気持ちを落ちつけること。**

動脈硬化

動脈硬化を防ぐには、まず、血管壁の傷害を防ぐビタミンCやニコチン酸、それに脂肪代謝に関係しているビタミンB_6、B_{15}、イノシトールなどの微量栄養素の摂取が必要である。こうした微量栄養素を補うことによって、不要な脂肪を燃焼・排せつし、血管の内壁を防御することができる。

また、最近、動脈壁に沈着し、動脈硬化を促進させる悪玉のＬＤＬコレステロールを白血球の中のマクロファージが貪食《どんしょく》し、動脈硬化を改善してくれることが明らかになった。

この白血球の働きをよくするには、ダイコンやタマネギに含まれる硫黄化合物をしっかり摂ること、入浴や運動・スポーツで体を温めることが肝要である。

自分で治すポイント　①、②をできる範囲で実行する。

①（1）～（3）のいずれかの生ジュースを飲む。

（1）「ニンジン・リンゴ・セロリジュース」（172ページ）を、1日2～3回に分けて飲む（ただし、朝食を摂らない場合は、朝食代わりにして、1日1回でも可）。

セロリには、体内で沈着した物質を溶かす、有機のナトリウムがぞんぶんに含まれている。

（2）「ニンジン・パイナップル・タマネギジュース」を、1日1～2回飲む（ただし、朝食を摂らない場合は、朝食代わりにして1日1回でも可）。

ニンジン・パイナップル・タマネギジュース

ニンジン	2本（約400g）	↓240cc	465cc（コップ2杯半）
パイナップル	300g	↓210cc	
タマネギ	20g	↓15cc	

パイナップルに含まれるブロメリンは、動脈壁にくっついているタンパク質（フィブリンなど）を溶かす作用がある。

また、タマネギの硫化アリルは先に述べたように白血球の働きをよくするほか、血管を拡張して血行をよくする作用がある。

（3）「ニンジン・リンゴ・レモンジュース」を、1日1～2回飲む（ただし、朝食を摂らない場合は、朝食代わりにして1日1回でも可）。

ニンジン・リンゴ・レモンジュース

ニンジン　2本（約400g）→240cc
リンゴ　1個（約250g）→200cc
レモン　1個（約100g）→60cc
} 500cc（コップ3杯弱）

レモンのビタミンCやPは、動脈内壁が傷つくのを防ぎ、動脈壁の柔軟性を保つ作用がある。

②日頃、魚（とくに青魚）や魚介類（エビ、カニ、イカ、タコ、貝、カキ）をしっかり食べる。

魚油のEPA・DHAは、善玉のHDLコレステロールを増加させ、動脈硬化を防いでくれるほか、魚介類のタウリンは、動脈硬化や血栓の予防・改善に強力な力を発揮する。

低血圧

心臓病のときの循環不全、大出血、重症貧血、栄養失調症、消耗性の病気などに見られる低血圧のように、原因が明白なものを「症候性（二次性）低血圧」、とくに原因となる疾病がない場合は、「本態性低血圧」といわれる。

統計的に見た場合、低血圧症の人は高血圧症患者に比べて、格段に長生きできることがわかっているが、朝起きるのがつらい、午前中体調が悪い、体が冷える、胃腸の調子が何となく悪いなどのさまざまな不調を訴える人が多いものだ。

これこそが、漢方でいう「体の冷える陰性体質」を指しており、日頃、赤身の肉や魚介類、チーズなどの動物性食品、塩、味噌、醤油、メンタイコ、チリメンジャコなどの塩分の多い食物、根菜類、煮たり炒めたりした（火を加えた）食品など、いわゆる「陽性食品」をしっかり摂り、体を温めるべきだ。

そして、水分の多い食物（水、お茶、コーヒー、清涼飲料水）、生野菜、白っぽい食物

（白パン、白砂糖、化学調味料）、南方産の食物（バナナ、パイナップル、メロン、マンゴー、キュウリ、スイカ、カレーなど）を控える必要がある。また、筋肉運動をして、筋肉の量を増やすといい。なぜなら体温の40％以上は筋肉で発生しているのだから。

自分で治すポイント

①～③のいくつかをできる範囲で実行する。

①「ニンジンジュース」を、1日1～2回に分けて飲む（ただし、朝食を摂らない場合は、朝食代わりにして1日1回でも可）。

ニンジンジュース

ニンジン　3本（約600g）→360cc（コップ2杯）

②「ニンジン・タマネギジュース」（244ページ）を、1日1～2回に分けて飲む（ただし、朝食を摂らない場合は、朝食代わりにして1日1回でも可）。タマネギは、体を温める作用や強心作用があるので、低血圧の人の血圧を上げる（ただし、高血圧の人は下がる）。

③**梅醤番茶**《うめしょうばんちゃ》（245ページ）を1日2～3杯飲むといい。冷え性、腹痛、下痢、胃腸の不調のほか、低血圧症に奏効する。

痔《じ》

痔は肛門付近の痔静脈がうっ滞して静脈瘤をつくっている状態で、妊娠、便秘、過度の飲酒、座っていることの多い生活などを要因にして起こることが多い。

また、これら局所的要因のほかにも、血液中のコレステロール、中性脂肪などの脂肪、フィブリン（タンパク質）などの凝固物質が過剰になり、これらが血液の流れを悪くして起こる「瘀血《おけつ》」の一症状だ。

ということは、痔の根本的な要因は、白米、白パン、白砂糖などの精白された食物、肉、卵、牛乳、バターに代表される高脂肪・高タンパク食の摂りすぎにあるといっていい。

したがって、痔の根本治療は、便通をよくして大腸の老廃物を捨て、過食をつつしみ、運動や入浴で体を温めて血行をよくし、血液をきれいに保つことが一番大事である。

自分で治すポイント　①〜⑦のいくつかをできる範囲で実行する。

①海藻、豆、玄米、ゴマ、野菜など食物繊維の多い食物を多く食べ、便秘を予防する。

②ブドウやイチジクには緩下《かんげ》作用があるので、その季節には十分に生食する。

③入浴中に、患部を指で念入りに10～20分マッサージする。

④漢方薬唯一の外用薬である「紫雲膏《しうんこう》」を患部に塗る。ニラの葉の部分をすりおろしてしぼり汁をつくり、ガーゼに浸して、患部に塗ってもいい。

⑤「ニンニク風呂」（ニンニク1個を刻んで布袋に入れて浴槽につけるか、風呂を沸かす前からニンニク1個を湯船に入れておく）に入る。血行がよくなり、痔に効く。

⑥なお、生ジュースは次のものをおすすめする。

ニンジン・ホウレンソウ・パイナップルジュース

ニンジン	1・5本（300g）	→180cc	520cc（コップ3杯）
ホウレンソウ	200g	→130cc	
パイナップル	300g	→210cc	

ホウレンソウは、胃腸全体の清掃・浄化をし、便秘を改善する。パイナップルは、タンパク質を分解するので、血流が滞《とどこお》る原因のフィブリンなどを取り除いてくれる。

⑦シイタケの乾燥粉末（1回3g）を湯に溶かし、1日2回飲むとよい。

3 「免疫の異常」を治す

免疫とは、文字通り「疫《えき》＝病気を免《まぬが》れる反応」である。

人間の体というのはつねに、「健康になろうとする」「長生きしようとする」反応＝自然良能《りょうのう》（自然治癒《ちゆ》力）が働いている。自然医学的には、体内の老廃物や水分を、タンや発疹として出そうとしているのが、アレルギーであり、誤った食物（過食、肉食過剰など）によってつくられた不健康な細胞を抹殺しようとするのが自己免疫疾患である。

人間の歯の形にあった、肉を少なく、穀物中心の自然の食物を摂り、健康な細胞をつくり上げると、こうした「異常」反応は起こらない。

私たちの32本の歯のうち20本が臼歯《きゅうし》（穀物を食べる歯）であり、野菜や果物を食べる歯（門歯《もんし》）は8本、魚や肉を食べる歯（犬歯《けんし》）にいたっては4本しかない。これは32本中28本、つまり9割近くは穀物や野菜・果物を摂る歯であることを示している。

アレルギー疾患・アトピー

アレルギー性の病気は、くしゃみ・鼻水（鼻炎）、薄い水のようなタン（ぜんそく）、湿疹（アトピー）のように、体内の余分な水分（水毒）が外に吹き出てくる病気である。

アトピーの人がなかなか治りにくいのも、原因は血液の汚れにある。だから、ステロイド剤や抗ヒスタミン剤などで、体内の余分な水分や老廃物や有害物の排せつ反応自体をおさえても治りにくいのも当然だ。

あるスギ花粉症の患者が、「ジョギングして汗をかいたり、サウナで発汗すると、涙や鼻水がピタリと止まる」と言っていたが、この言葉の中にすべての解答が含まれている。

自分で治すポイント　①〜⑦のいくつかをできる範囲で実行する。

①塩分をはじめ、陽性食品（135ページ）**をしっかり摂り、**平熱を36・5度以上にするよう努力する。

②**抗アレルギー食品であるニラ、ニンニク、ネギ、タマネギなどのアリウム属の野菜を摂る**。また、新陳代謝をよくするヨードを含む海藻なども抗アレルギー的に働くので、こうした食物を食べる。**レバニラ炒め、ニラの卵とじ、ヒジキやレンコンの炒めものなど**の料理を常食とするといい（ただし、卵にアレルギー反応のない人）。

③主食は**玄米**がいいが、無理なら**白米に黒ゴマ塩をふりかけるか、ニンジンやタマネギの入ったチャーハン**などにするといい。

④**「生姜風呂」**（生姜をすりおろしたものを布袋につめて浴槽に入れて入浴する）や**「塩風呂」**（自然塩ひとつかみを浴槽に入れる。風呂から上がるときは、ふつうの湯か水で塩を洗い流すこと）は強力に体が温まる。

⑤アレルギー性鼻炎には、**約1％の自然塩を加えた塩番茶を、一方の鼻を押して他方の鼻から吸い込んで出す**。それを交互にくり返して洗浄するといい。

⑥アトピーの人は、少食を心がけること、できる限りよく運動することを心がけたうえに、**「ニンジン・リンゴ・ゴボウジュース」**（159ページ）を飲むといい。
ゴボウは解毒、排せつ作用が強く、フランスでも「皮膚病の薬」として有名である。

⑦夏は**海水浴**に行き、陽性の「塩」と「太陽の光」の恩恵にあずかるといい。

ぜんそく

ぜんそくは、気管支内に粘液（自然医学的には、体内から排せつされた水分と老廃物）がたまるために起こるケイレン性の呼吸困難である。

アレルギー現象によって起こり、アレルゲンとしてはハウスダスト、花粉、真菌（カビ）、動物の毛などの吸入性抗原と、カニ、エビ、卵、牛乳、肉類、サバなどの食事性の抗原がある。

しかし、気管支がケイレンする（縮んで震える）ということは、私たちが雨に濡れると体が冷えて震えるのと同じく、気管支内の余分な水分による冷えが原因であり、その結果、空気の出し入れが十分にできないために、「ヒューヒュー」と音が出るわけである。

そのため、ぜんそくへの対処は、体を温めて気管支を拡張すること、また、発汗や利尿を促して、余分な水分を体外へ捨てることにつきる。

自分で治すポイント　①〜⑦のいくつかをできる範囲で実行する。

①「ニンジン・パイナップル・タマネギジュース」（185ページ）を、1日1〜2回に分けて飲む（ただし、朝食を摂らない場合は、朝食代わりにして1日1回でも可）。パイナップルのブロメリンが、タン（タンパク質のフィブリンと老廃物が主成分）のフィブリンを分解してタンをとる作用を発揮する。また、タマネギは、血行をよくして体を温め、発汗・利尿を促す。

②①のジュースを飲んで「冷える」と感じる人は、「レンコン湯」がいい。

レンコン湯

レンコン約40gを水洗いし、皮をむかずにすりおろし、湯のみ茶碗に入れ、すりおろした生姜汁を適量（5〜10cc）加える。塩または醬油を少々入れて熱湯を注ぎ、少し冷めたら飲む。

レンコンは、体を温める陽性食品である上に、含有成分のタンニンが、消炎作用を発揮する。また、意外に多いビタミンCが、副腎皮質からコーチゾールの分泌を促して、ぜんそくに効く。

③次の「ナシ加生姜湯」を飲む。

ナシ加生姜湯

鍋にナシ1個をすりおろしてつくったしぼり汁と、親指大の生姜をすりおろしてつくった汁を入れ、温めて飲む。

生姜は体を温め、発汗・利尿作用を発揮するほか、含有成分のジンゲロンやジンゲロールはせきを鎮め、タンをとりさる作用が強力。ナシにも炎症を消す、タンをとる、尿を出す作用があり、とくに呼吸器系の炎症に効く。

④**ゴボウをすりおろし、その汁を1回にコップ3分の1くらい（1日2～3回）飲む。**

⑤黒豆、黒砂糖ともにせき止めによい。**黒豆を黒砂糖と煮て常食する**といい。

⑥**サトイモの味噌汁**にも、タンをとりさる作用があるので、常用するといい。

⑦ぜんそくの発作時に、**生姜湿布**（140ページ）を、胸部と背中に10分ずつ、それぞれ1～2回施すと、うそのようによくなることが多い。

4 「たまる・固まる」病気を治す

私たちの体は常に新陳代謝を行なっている。食べた食物を消化・吸収して生命活動を行ない、その結果生じた老廃物を排せつすることだが、このどこかの過程で何らかの傷害を受けると、その器官の働きに障害が起きてくる。

このように、新陳代謝が妨げられ、細胞や組織内に正常量を越えた大量の物質が沈着したり、ふつうの状態では存在しない異常な物質が存在する病態を「変性性疾患」または「退行性《たいこうせい》病変」という。

沈着する物質の種類により、タンパク質変性、脂肪変性（脂肪肝が代表）、石灰変性、結晶体変性（腎臓結石、尿管結石、ぼうこう結石、胆石など）がある。

変性性疾患は、一言でいえば、排せつが悪くなる病気で、体内の余剰物や老廃物が排せつできない状態である。さらにいえば、体温の低下（冷え）により、排せつが悪くなっている状態である。そう考えれば、「肥満」こそ、変性性疾患の最たるものである。

肥満

ちまたでは、肥満というと体脂肪率が20％だの30％だのと、「脂肪の量」を気にしている人が多い。しかし、人体内の水分は60～65％も存在するのだから、体重に影響するのは、水分のほうが2倍も大きいということがわかる。

だから、「水を飲んでも、お茶を飲んでも太る」という人がいるわけだ。

西洋医学では、「肥満の原因は、摂取カロリーが消費エネルギーより多いから。つまり食べすぎが原因」と、いとも簡単に決めつけている。

しかし、漢方では2000年も前から、

・「色白、水太りで、汗が多く、ひざ関節が痛みやすい肥満」（いまでいう「洋ナシ型肥満」）には、「防已《ぼうい》黄耆《おうぎ》湯《とう》」という水分を出してやせる薬を

・「便秘がちで、血圧が高め、太鼓腹を持つ、体力のある肥満」（リンゴ型肥満＝内臓脂肪が多く、成人病になりやすい）には、大便・小便の排せつを促し、体内の老廃物の排せ

つ・燃焼を助ける「防風通聖散《ぼうふうつうしょうさん》」を
というように使い分けていたのだから、肥満にも二つのタイプがあることがわかる。

簡単にいうと、肥満とは新陳代謝の障害であり、もっと端的に表現すれば、「排せつの低下」が原因である。とくに、水分の排せつの低下、つまり、小便の回数が少ないか、またはⅠ回の排尿量が少ないかが一番の原因で、その証拠にダイエット中やよく運動をしたときには、びっくりするほどの排尿があり、それとともにお腹がペタンコになっていく。

こうした排せつの低下をもたらしているのは、体温の低下である。

体温が1度下がると12%も代謝《たいしゃ》が落ちる。つまり、同じ物を食べていても12%太ってくるのである。つまり、男性に比べて体温が低い人が多い女性の場合は、下半身デブや大根足が男性より多いということにもなる。なぜなら、水をビニール袋に入れてつり下げると下方がふくらむように、「水太り」になると下半身に、より多く水がたまってくるからだ。

漢方には「相似《そうじ》の理論」というものがある。これは、人間の下半身は植物の根にあたるものであり、上半身は葉や茎、花にあたると考えるものだ。したがって、下半身を強化したいのなら植物の根にあたる根菜類を摂り、上半身の健康には葉菜類を摂ればいいというものだ。同じく「相似の理論」からいえば、水やお茶、コーヒーなどの水分をひんぱんに摂る人、パン、ケーキ、ミカン、グレープフルーツなどフワーッとしたものを好む人は、水太りになりやすい。つまり、食べたものと同じ形（相似）になるわけだ。だから、やせたいのなら、ゴボウ、ニンジン、レンコン、ネギ、タマネギ、ヤマイモなど、色が濃くて身の引きしまったものを食べると、自分の身も引きしまるという理屈になる。

また、なめくじに水やビールをかけると、とめどもなく大きくなるが、塩をふりかけると縮む。肥満の人は、「水分過剰の塩分不足」という一面もあるわけだ。

自分で治すポイント ①〜⑧のいくつかをできる範囲で実行する。

①労働やスポーツを十分にして**筋肉を動かす**と、余分な水分を消費し、体熱をつくり出して代謝がよくなり、減量効果を発揮する。

②入浴、サウナなどで発汗すると、水分が排せつされると同時に、気化熱で体内のカロリーが使われ減量の手助けとなる。できれば、**生姜風呂**（193ページ）、**塩風呂**（193ページ）、**ニンニク風呂**（190ページ）に入ると、さらにいい。

③**海藻、豆、イモ類、ゴマ、玄米などを十分に摂る**と、食物繊維の働きで腸内の余分なコレステロール、中性脂肪、糖分や老廃物、さらに水分も捨てられ、減量効果がある。

④**ネギ、ニラ、タマネギ、ニンニクなどアリウム属の植物**は、血行をよくし、発汗を促して、減量効果を発揮する。

⑤**生姜紅茶**（136ページ）を愛飲すると、利尿を促すと同時に、体を温め代謝をよくするので、緑茶よりも減量につながる。**黒砂糖**は、体温を上げ、脂肪の燃焼を助けるので、ぞんぶんに加えたほうがいい。

⑥水太りの人は、**塩、味噌、醬油、メンタイコ、塩シャケ、漬物、佃煮《つくだに》など塩気のものをしっかり摂ること**。塩は水を追い出し、身を引きしめる。

⑦**ゆで小豆**（176ページ）は、利尿と排便を促すので、減量効果は絶大である。

⑧生ジュースは、「**ニンジン・リンゴ・キュウリジュース**」（174ページ）か、「**ニンジン・パイナップルジュース**」のどちらかがいい。

ニンジン・パイナップルジュース

ニンジン　2本（400g）→240cc
パイナップル　200g→140cc
} 380cc（コップ2杯強）

キュウリは利尿作用により水分を捨てるし、パイナップルは腸内の余剰物・老廃物を分解して、排せつしてくれる。

脂肪肝

脂肪肝の原因は、飲酒過多、糖尿病、薬剤などさまざま存在するが、一番多いのは、「過栄養性脂肪肝」だ。肝細胞内に沈着している脂質の大部分が、中性脂肪であることをみても、肥満の人が脂肪肝にかかりやすいのは明らかである。

疲れやすい、だるいといった症状が出て、まれに黄疸《おうだん》が出ることもあり、慢性肝炎に似ているが、放置すると「肝硬変」にまで発展することがあるので、油断は禁物である。

脂肪肝の治療には、大食や過度のアルコール摂取を避け、汗をかく運動を心がけ、体重の減少を図ることが先決である。また、脂肪肝を防ぎ、治すビタミンであるコリン、イノシトール、ビタミンB_{15}を多く含む食物を摂ることが大切だ。

自分で治すポイント ①、②をできる範囲で実行する。

①生ジュースは次のどちらかを飲むとよい。

（1）「**パイナップル・ダイコン・タマネギジュース**」を1日1〜2回飲む（ただし、朝食を摂らない場合は、朝食代わりにして1日1回でも可）。

パイナップル・ダイコン・タマネギジュース

パイナップル	400g→280cc		
ダイコン	100g→70cc	385cc（コップ2杯強）	
タマネギ	50g→35cc		

パイナップルは、胆汁の分泌をよくして、タンパク質や脂肪の消化を助け、その過剰で起こる病気にも特効がある。また、タマネギやダイコンは、硫黄化合物を含み、胃腸の浄化作用や利胆・強肝作用がある。

（2）「**ニンジン・セロリ・パセリジュース**」（173ページ）を1日1〜2回飲む（朝食を摂らない場合は、朝食代わりにして1日1回でも可）。ニンジン、セロリ、パセリ、アシタバなどのセリ科の植物は胆汁の流れをよくし、肝機能を高める働きがある。

②**腹巻き**などで温める。肝臓を温めると血流や脂肪の燃焼・代謝もよくなり、脂肪肝の予防や治療につながる。腹巻きをしたり、低温ヤケドに注意して、右上腹部に使い捨て**カイロ**を貼るといい。

胆石

胆石とは胆汁の成分が沈殿して固くなり、石を形成する病気であるが、とくに胆のう炎をくり返すとかかりやすくなり、胆石が存在すると胆のう炎にもかかりやすいという因果関係がある。

おおもとの原因は、胆汁の成分が濃すぎること、および胆汁の流れを清浄に保つために必要な水分、ビタミン、ミネラル類が不足していることにある。

１９６０年以前は、胆汁の成分の一つであるピルビンによってできる結石が多かったが、その後は、同じく胆汁の一成分であるコレステロールを主成分とする結石が増加していること、および欧米人にはコレステロールの胆石が多いことから、戦後の日本人の食生活の欧米化と胆石の発症・増加が、密接に関係していることがわかる。

症状としては、右上腹部の激痛、吐き気・嘔吐《おうと》、発熱、黄疸《おうだん》などが特徴的である。

自分で治すポイント　①〜⑤のいくつかをできる範囲で実行する。

①胆石を溶解する作用のあるタウリンを含む、**エビ、カニ、イカ、タコ、貝、カキなどは毎日食べる。**

②とくに、**シジミやアサリの味噌汁**は毎日飲む。

③ヨーロッパでは、**レモン湯**（156ページ）を1日数回飲むという民間療法がある。

④生ジュースは、次のものを飲むとよい。

ニンジン・セロリジュース

ニンジン　2本（約400g）→240cc
セロリ　200g→140cc
} 380cc（コップ2杯強）

セロリには「固まったもの」を溶かす作用がある。

⑤右側の脇腹の下に、毎日風呂上がりに**生姜湿布**（140ページ）を施し、胆のうを温め、胆汁の流れをよくし、固まりを溶かす助けにするとよい。また、日常、**腹巻き**をして、この部分を温めるようにする。

尿路結石

尿路結石は石のできた場所によって違うが、腹部から背中にかけての突っ張るような激痛（仙痛《せんつう》）と血尿が主症状である。

尿の中に老廃物が多くなりすぎて、尿の流れがスムーズでない状態が長く続くと起こってくる。尿は、腎臓で血液からつくられるものなので、やはり、尿路結石の予防・治療にも、血液の浄化が一番大切である。

そのほか、尿路の感染症（ぼうこう炎、腎盂《じんう》腎炎《じんえん》）があるときや、長期間、寝ていて運動不足になり、骨の中のカルシウムが血中に溶け出し、それが尿に大量に排せつされる場合、痛風、白血病、多血症のときに尿酸が産生されすぎて尿の中に大量に排せつされるときなどに結石ができやすくなる。

尿路結石の予防・治療法としては、紅茶、生姜紅茶、ハーブティーなど、体を温め、しかも利尿作用のある水分を多く摂り、バター、牛乳、肉などの高タンパク食品や脂肪の多い食物の摂りすぎを避けるべきだ。
タンパク質の過剰摂取は、尿酸、尿素をはじめとする老廃物を多くつくり、そのために尿が濃くなるので、結石症の人はタンパク質の摂取を慎重にすべきである。

自分で治すポイント　①〜④のいくつかをできる範囲で実行する。

①**「ニンジン・リンゴ・キュウリジュース」**（174ページ）を、1日2〜3回に分けて飲む（ただし、朝食を摂らない場合は、朝食代わりにして1日1回でも可）。キュウリには強力な利尿作用があり、尿を薄めて結石の予防・治療に役立つ。

②**「ニンジン・リンゴ・セロリジュース」**（172ページ）を、1日2〜3回に分けて飲む（ただし、朝食を摂らない場合は、朝食代わりにして1日1回でも可）。セロリは結石などの固まりを溶かす有機のナトリウムを多く含む。

③**レモン湯**（156ページ）を1日数回飲む。

④下半身を温める。腎臓より下の臓器に固まりができるのだから、**腹巻き**の着用や、入浴のとき、**全身浴をしたあとに半身浴を15〜20分**して、下半身を温めることも大切。

痛風

痛風は尿酸が血液中に増加して起こる。

尿酸は、文字通り「尿に捨てられるべき酸（老廃物）」で、肉食過剰で野菜、果物、水分の摂取不足の人、運動不足の人、尿量の少ない人などが、血液中にこれをため込んで高尿酸血症になり、あちこちの関節に尿酸が沈着し、炎症を起こした状態が痛風である。

一番多いのは、足の親指の付け根の関節で、激痛と発赤、腫《は》れを伴う。高尿酸血症の状態が続くと、皮膚やさまざまな関節、心臓、血管、腎臓などにも尿酸が沈着し、皮ふ結節、関節破壊、心臓・血管障害、尿路結石などを起こす。痛風患者は、尿毒症、脳血管障害（脳卒中）、心筋梗塞《こうそく》で命を落とすことが多い。「たかが痛風」とあなどってはいけない。

自分で治すポイント　①〜⑧のいくつかをできる範囲で実行する。

①体重オーバーの人は、**減量**に努力する。

②**肉、卵、牛乳、バターは極力控え、魚介類を中心に食べる。**

③**海藻、豆類、コンニャク、野菜、玄米など食物繊維の多いものを食べて、**腸を掃除する。

④生ジュースは「**ニンジン・リンゴ・セロリジュース**」（172ページ）を飲むといい。セロリは骨、血管、腎臓に沈着している尿酸の沈殿物を溶かしてくれる。また、セロリの代わりにキュウリを100g使ってもいい。キュウリの場合、排尿をよくして血中の尿酸の排せつを促してくれる。

⑤**ホウレンソウ**には、尿酸の分解・排せつを促す作用があるので、積極的に食べる。

⑥酢は、陽性病である痛風には理論的にも効く。とくに**黒酢や梅酢**は、尿酸の排せつを促す作用が強力なので、**酢の物を積極的に摂る**。

⑦飲酒過多になると、尿からの尿酸の排せつが阻害されて痛風が起きやすくなるので、**適当な量の飲酒**（日本酒なら2合、ウイスキーならダブルで3杯、ビールなら大ビン2本、ワインならグラス2～3杯、焼酎ならお湯割り、または水割り3～4杯くらいまでのどれかを1日量の目安に）を心がける。

⑧尿酸が固まり、結晶をつくるということは、「冷え」が原因だ。足先の体温は27度くらいしかないので、毎日、**足浴か半身浴**をして、足、下半身の血行をよくする。

糖尿病

糖尿病はラテン語で diabetes mellitus というが、この diabetes はギリシャ語のサイフォン（流れ出る、という意味）で「多尿」を意味し、mellitus は「甘い」という意味だ。

糖尿病はすい臓から分泌されるインスリンの不足により起こる病気で、血液中の糖分が体内の細胞で利用されずに残り（高血糖）、そのために血糖を少しでも薄めようという反応が生じてノドが渇くため、水をたくさん飲む。その結果、尿量が多くなり、尿中に糖が排せつされてくる。

エネルギー源としての糖分は血液中に多く存在するのに、肝腎の細胞に利用されない（インスリンは血糖を細胞に送り込むポンプの役目をする）ため、全身がだるくなってくる。糖分は、ばい菌の大好物なので、体内でばい菌が増殖し、肺炎、結核、ぼうこう炎、皮膚炎などにもかかりやすくなる。また、高血糖状態が続くと、目の網膜の血管、腎臓の血管、神経を養っている血管が傷害され、網膜症→失明、糖尿病性腎症→腎不全→透析《とうせき》、知覚の異常や運動麻痺などが起きやすくなってくる。

糖が体の細胞の中で燃焼されるには、ビタミンB_1、B_2、ニコチン酸、B_6、パントテン酸などのビタミンと、リン、マグネシウム、鉄、亜鉛などのミネラルが必要である。また、インスリンの合成には、マンガンや亜鉛がかかわっている。

そのため、糖尿病の原因は、単に糖分の摂りすぎだけでなく、こうしたビタミン、ミネラル類の不足も大いに影響している。加えて、体温が低いと糖分の燃焼も妨げられる。そのため、体の冷えも糖尿病の発症に大いに関係している。

日頃、糖尿病患者を診察していて気づくことは、上半身は太っているのに、下半身が妙に細いという人がほとんどであることだ。糖尿病は、足のしびれ、むくみ、インポテンツ、糖尿病性腎症というように、下半身に病状が集中しているが、「相似《そうじ》の理論」（199ページ）から考えると、下半身の弱りが糖尿病の原因ともいえる。したがって、根菜類をしっかり摂り、よく歩いて下半身を強化する必要がある。

自分で治すポイント ①〜⑦のいくつかをできる範囲で実行する。

①海藻、豆類、イモ類、玄米など食物繊維の多いものを食べ、腸から血液への糖分の吸収

を妨げる。

②**カキや生姜**など、インスリンの成分になる亜鉛を多く含む食物をしっかり摂る。

③**タマネギ**には、グルコキニンという血糖降下作用のある成分が含まれるので、スライスにして、かつおぶしをかけて食べる、サラダに用いるなど工夫して毎日生食する。

④**過食を慎み**、体重オーバーの人は**減量を試みる**。

⑤**カボチャ**にもすい臓機能を高める成分があるので、十分に食べる。

⑥糖尿病を治す民間療法として、「**ヤマイモ酒**」を飲む。

ヤマイモ酒

（1）ヤマイモ（またはナガイモ）200gを乾燥させ、細かく刻む。

（2）（1）をグラニュー糖約150g、焼酎1・8ℓと広口ビンに入れ、3カ月おく。

（3）できたヤマイモ酒を就寝前に1日1回約30ccほど飲む。

⑦生ジュースは「**ニンジン・リンゴ・タマネギジュース**」（174ページ）を飲むといい。タマネギの代わりに、インゲンマメのサヤでもよい。インゲンマメのサヤにも亜鉛がたくさん含有されている。

5　「下半身の弱り」が原因の病気を治す

年齢とともに、腰やひざが痛い、足がむくむ、つる、尿に勢いがない、精力が低下するなど下半身の症状が出てくる。下半身が弱ってくるのに比例して、老眼、白内障、疲れ目、耳鳴り、難聴という目や耳の衰えの症状が出てくる。これらは漢方でいう「腎虚《じんきょ》」の状態である。漢方の「腎」とは、西洋医学の腎臓も含めて、生命力そのものをいう。

「糖尿病」も、頻尿《ひんにょう》、精力低下、かすみ目などの症状があらわれ、ひどくなると、糖尿病性腎症、糖尿病性網膜症など、腎臓と目に病変が生じる。つまり腎虚の病気といってよい。実際に糖尿病の人は「下半身が細くなった」と嘆くことが多いのである。

「腎虚」の病気の人は、よく歩いて下半身を鍛えるほか、先にあげた「相似《そうじ》の理論」（199ページ）のように、ゴボウ、ニンジン、レンコン、ネギ、タマネギ、ヤマイモなどの根菜類を日頃からしっかり食べる必要がある。

便秘

便秘にも二種類ある。

「体の温かい人がなる便秘」は、栄養の吸収がよすぎて排せつが悪いことが原因だ。したがって、一般にいわれているように、水分や果物、生野菜、牛乳などをしっかり摂り、便に水分を含ませてお腹を下してやれば、それでよくなる。

しかし、問題は、「冷え性なのに便秘」というときである。現実にはこのタイプが多いのだが、このタイプが先のように一般的な水分を多く摂る対策を行なうと逆効果である。「冷・水・痛」の三角関係（145ページ）からみても、冷え性の人は、体が冷えをとり除こうとして、余分な水分を捨てるために下痢をするのが普通だ。しかし、あまりに腸が冷えすぎると、冬眠する動物と同じように腸が動かなくなって、便秘をすることになる。

そのため、そういう人は少し下剤を使っただけで、激しい下痢になることも多いわけだ。

こうした「陰性体質」（筋肉が少なく、脂肪や水分が体内に多い）の人の便秘は、水分を摂るより、むしろ腸を温め、腸の力を強くしてやることが大切である。
いま便秘で悩んでいる人の大部分が、この「冷えが原因による腸の機能不全」からきているい便秘と考えていい。

自分で治すポイント　①〜⑨のいくつかをできる範囲で実行する。

①小豆は、腸を温めながら便を排せつする作用もあわせ持つので、**赤飯**にしたり、**ゆで小豆**（176ページ）にしたり、**小豆コンブ**（177ページ）を毎日茶碗1杯食べるなど、小豆をふんだんに利用する。
②黒ゴマも、鉄分をはじめ、体を温めるミネラルを多く含み、食物繊維の含有量も多いので、**ご飯に黒ゴマ塩をふりかけて食べる**といい。
③毎日、**1〜2個分のリンゴのすりおろし**を食べる。
④**プルーン**は、緩下《かんげ》作用にすぐれ、腸を温めながら便を出してくれるので、毎日食べる（乾燥プルーンでいい）。
⑤**ブドウ**は、利尿作用とともに緩下作用にもすぐれているので、ブドウの季節にはしっかり食べる。

⑥**海藻類、カンテン、コンニャクなど**は繊維をたくさん含んだ食品なので、毎日、何らかの形で摂るようにする。野菜の繊維より、海藻、穀物（玄米、玄麦、そば）、豆類のほうが、緩下作用は強い。

⑦腸を温めて血行をよくし、腸の筋力を増すには、**毎日十分な歩行をし、できれば腹筋運動をやる。**

⑧生ジュースは、次の「**ニンジン・リンゴ・ホウレンソウジュース**」を飲むといい。

ニンジン・リンゴ・ホウレンソウジュース

ニンジン	1本（約200g）	→120cc	410cc（コップ2杯強）
リンゴ	3分の2個（約200g）	→160cc	
ホウレンソウ	200g	→130cc	

ホウレンソウは、胃腸の働きを活発にし、胃腸の大掃除をする。リンゴもペクチンという食物繊維や腸の筋力を強めるカリウムが含まれているので、緩下作用を促進する。

⑨「**アロエの煎じ汁**」を飲む。冷え性の人にはとくにいい。アロエの葉5〜6枚を水洗いし、薄切りにしたものを鍋に入れ、コップ1〜2杯の水が半量になるまで煎じ、ハチミツを加えて汁だけ飲む。

骨粗鬆症《こつそしょうしょう》

骨の中に多数の細かな穴が空き、「鬆《す》」の入った状態が骨粗鬆症だが、原因は骨からカルシウムが溶け出すことにあり、腰痛や背中の痛みが生じたり、骨折を起こしやすくなる。骨の中のカルシウム、リンなどのミネラル（骨塩）の量が低下すると、骨粗鬆症になりやすいが、女性の場合、閉経すると骨を形成するのに重要な女性ホルモンの分泌が、急激に低下するという背景がある。

卓球やテニス、バドミントンなど陸上で行なうスポーツをやっている人は、何もやらない人に比べて骨塩量が20％以上も多く、骨粗鬆症になりにくいが、水泳をやっている人は、やらない人より骨塩量が10％程度しか多くない。

したがって、骨粗鬆症の予防・治療のためには、大地に自分の体重で負荷をかけてやる運動が大切ということになる。屈強な宇宙飛行士でも、カプセルの中に数日間閉じ込められて運動不足になると、骨の中のカルシウムが溶け出して、血液から腎・尿路へ排せつされ、尿路結石ができることが知られている。逆に、よく運動して、骨や筋肉に刺激を与えると、血液中のカルシウムは、骨へ沈着することがわかっている。

つまり、骨に重力をかけることが大切だが、片足で1分間立つと、両足で約50分間歩いたのと同じ負荷量になるとされているので、ウォーキングや運動ができなかった日は、「片足立ち」をやるとよいだろう。

なお、大豆には、イソフラボンという女性ホルモン様物質が含まれているので、豆腐、納豆、味噌汁などを大いに摂ることも、とくに女性の骨粗鬆症予防には役立つ。

自分で治すポイント ①〜③のいくつかをできる範囲で実行する。

①**ウォーキングやスクワット運動**（223ページ）を励行して、筋肉＝骨を鍛える（筋肉の強化はイコール骨の強化につながる）。

②**黒ゴマ、チリメンジャコ、魚介類（エビ、カニ、イカ、タコ、貝）、海藻、黒砂糖など**のカルシウムの多い食品を積極的に食べる。

③**大豆、クズ粉**などにはイソフラボンが含まれているので常食する。

腎臓病

腎臓は下半身に位置するから、ヘソから下の力が弱い人に腎臓病は起こりやすい。

診察のとき、仰向けに横になってもらい、手のひらで腹部を押すと、ヘソより上に比べて下側のほうが押し返す力が弱い人（臍下不仁《せいかふじん》）は高齢者や、若くても腎臓病、インポテンツ、前立腺の病気になりやすい人に出てくるサインである。

「相似《そうじ》の理論」（199ページ）でいうと、腰から下は「根」にあたるので、ゴボウ、ニンジン、レンコン、ネギ、タマネギ、ヤマイモなど根菜類をしっかり食べるとよい。腎臓病に効く漢方の「八味地黄丸《はちみじおうがん》」は、八つの生薬のうち五つ（ヤマイモ、地黄、オモダカ、トリカブト、ボタン）までが、「根」の生薬でできている。

よく歩いて、下半身を鍛え、血行をよくする必要もある。

自分で治すポイント　①〜⑦のいくつかをできる範囲で実行する。

①**水4合にトウモロコシの実を湯飲み茶碗1杯量加え、3合くらいに煮つめたものを温かいうちに飲むか、トウモロコシの毛の煎じ汁**（177ページ）を1日3回温めて飲むと利尿作用を発揮する。

②**ハトムギの実を煎じてお茶代わりに飲む。**

③小豆を**ゆで小豆**（176ページ）にして食べるか、**赤飯**をつくって食べる（小豆の利尿作用）。

④腹ばいになり、腰の腎臓の位置に**生姜湿布**（140ページ）を1日に2〜3回施す。

⑤**半身浴**をする。

⑥**麦とろ**や、**とろろそば**を積極的に食べる。

⑦酒が飲める人は、**ヤマイモ酒**（212ページ）を、寝る前に毎日おちょこ2〜3杯飲む。

精力減退

ヨーロッパでは、ボクサー、競輪選手など体力の消耗の激しいスポーツ選手、夜のプレイボーイ氏にはタマネギが愛用されるという。

タマネギに限らず、ニラ、ニンニク、ネギなどアリウム属の野菜には、興奮・催淫作用があることは科学的に明らかにされている。

漢方では、人の下半身は植物でいえば「根」にあたるので、足腰の痛み、こり、頻尿《ひんにょう》、インポテンツなど下半身の弱りには、ゴボウ、ニンジン、レンコン、ネギ、タマネギ、ヤマイモなどの根菜類を補ってやればいいと考える。

漢方の「八味地黄丸《はちみじおうがん》」は、まさに、老化現象、下半身の弱りに対する特効薬であるが、おもな成分はヤマイモである。俗に「ニンジン2時間、ゴボウ5時間、ヤマイモたちまち」などといわれるのも、あながちウソではあるまい。

また、セックスミネラルといわれる亜鉛を多量に含む、カキ、エビ、生姜などを多食することも強壮・強精につながる。

自分で治すポイント ①～⑧のいくつかをできる範囲で実行する。

①ヤマイモ酒（212ページ）を愛飲する。

②麦とろやとろろそばを常食する。

③「ニンニク酒」を就寝前に飲む。

ニンニク酒

（1）ニンニクの玉半分をよく洗って細かく刻む。

（2）焼酎4合の中に入れて、冷暗所に約1週間おく。

（3）この中にハチミツ100gと生姜2片、ミカンの皮を1個分刻んで入れる。

（4）就寝前におちょこ2杯くらいを飲む。

④「黒酢と黒ゴマ」を飲む。黒ゴマは昔からの強壮・強精食品である。

黒酢と黒ゴマ

黒酢適量に半分量の黒ゴマを加え、約1カ月放置。そのあと、スプーン2杯程度を毎日飲む。

⑤カキの季節には**生ガキやカキ鍋**を常食する。

⑥**タマネギをみじん切りにして、かつおぶしと醤油をかけて、**1日1回は食べる。

⑦精力減退は、下半身の血行不良が大きな要因なので、**よく歩く**こと。それができないときは、入浴前に、**「スクワット運動」**をやるといい。下半身の強化、精力増強に役立つ。

スクワット運動

両下肢を少し広げて立つ。腕は頭のうしろで組んでも、胸のところで腕組みしてもよい。息を吸いながら座り込み、吐きながら立ち上がる。これを10～20回くり返し（1セットという）、少し休んで3～5セットくらいやる。

⑧**「ニンジン・リンゴ・セロリジュース」**（172ページ）を飲む。セロリの代わりに生姜15gを加えてもいい。セロリも生姜も強精食品である。

前立腺《ぜんりつせん》の病気

前立腺は、ぼうこうに隣接している男性生殖器で、精液の一部を産出している。

前立腺炎は、尿道や体内のほかの場所の細菌が前立腺に波及して感染が起こる。急性と慢性があるが、急性前立腺炎の症状は、排尿時痛、残尿感、尿意頻発、排尿の終わりににごった尿や血尿が出る、発熱、食欲不振、倦怠《けんたい》感などである。

一方、慢性前立腺炎の症状は、下腹部や会陰《えいん》部に鈍痛・排尿時痛がある、残尿感、射精の前後に痛みがある、勃起不全などである。

1日中机に座っている人、運転手など、前立腺（股間部）を圧迫する座位を長時間続ける人に多い。

前立腺の病気は「腎虚《じんきょ》」の病気である。散歩、スクワット、根菜の摂取などで下半身を鍛えることだ。

また、前立腺がんは、男性ホルモン過剰で起こる。男性ホルモンはコレステロールを原料にしてつくられるので、前立腺がんの予防には、肉、卵、牛乳、バター、マヨネーズに代表される欧米食を控え、和食中心にすべきだ。

ビタミンA不足も、前立腺がんの発生を助けるので、ニンジン・リンゴの生ジュースを愛飲されることもおすすめする。

自分で治すポイント ①～④のいくつかをできる範囲で実行する。

①食生活を**和食中心**に変える。

②**よく歩いて**、前立腺を含む下半身の血行をよくする。

③**やまかけそば、ヤマイモの千切り**などヤマイモをしっかり食べる。

④主薬が山薬（ヤマイモ）よりできている「**八味地黄丸**《はちみじおうがん》」を、漢方の得意な医師か薬局から処方してもらい、服用する。

生理痛・生理不順・更年期障害など

女性の腹部を診察すると、必ずといっていいほど、ヘソより下は冷たいものだ。ということは、下腹部に存在している子宮、卵巣への血行が悪いことを意味している。人間の臓器は、血液が運んでくる栄養、酸素、水、白血球、免疫物質により、その臓器特有の機能を営み、また病気を防いでいる。卵巣、子宮への血行が悪くなると、その働きが悪くなり、ホルモンの分泌障害や生理不順が生じるのは、当たり前といっていい。

冷えた部分は水分の代謝《たいしゃ》（排せつ）が悪くなるため、卵巣に水分がたまる卵巣のう腫にかかりやすくなるし、また、冷えた部分は硬くなりやすいので、子宮筋腫や子宮がんが発生してくるわけだ。

このように、女性特有の病気の予防と治療には、下腹部・下半身を温めることが大切である。

自分で治すポイント　①〜⑤のいくつかをできる範囲で実行する。

①**「ニンジンジュース」**（188ページ）を、1日1〜2回に分けて飲む（ただし、朝食を摂らない場合は、朝食代わりにして1日1回でも可）。

②**「ニンジン・リンゴ・ゴボウジュース」**（159ページ）を、1日1〜2回に分けて飲む（ただし、朝食を摂らない場合は、朝食代わりにして1日1回でも可）。ゴボウには、生殖機能を促進するアルギニンが含まれている。

③**濃い番茶に黒ゴマ塩を入れたもの**を飲む。黒ゴマ塩（黒ゴマ8に対し粗塩2をフライパンで炒り、すりつぶしたもの）1さじを濃い番茶に入れて、1日3〜5杯飲む。

④運動と入浴。**ウォーキング、スクワット運動**（223ページ）、**入浴（全身浴＋半身浴）やサウナ**で体（とくに下半身）を温める。**ダイコンの葉を1〜2週間陰干ししたものを湯船に入れて入浴**する。ダイコンの葉は血行をよくして、とくに婦人病に効く。

⑤**豆腐、納豆など**の大豆製品をしっかり摂る。大豆に含まれるイソフラボンは、エストロゲン様作用があり、子宮、卵巣の働きを整える。

不妊

子どもがほしくてもなかなか子宝に恵まれない夫婦も多い。

かつては平均的に言って男性の精液1cc中に約1億3000万いた精子が、現在は半数以下になっているというデータが発表されているので、男性の生殖能力の低下も不妊症の大きな要因の一つである。

栄養状態のよくない発展途上国では、子どもがたくさんいるし、先進国では子どもが少なく、人口減少が問題化している。

あらゆる動物は、自分自身が栄養失調に陥ったり、生命存続の危機に立たされると、子孫だけは残して、種族の維持を果たそうというメカニズムが働く。逆に、個体が栄養過剰状態になると、子孫を残そうという能力が落ちると考えていいだろう。

ここ1～2年の間に、私が経営する保養所でニンジン・リンゴジュースダイエットをしたり、自宅ではじめた人の中で、何組もの夫婦から、「不妊で悩んでいたのに妊娠した」

という喜びのお便りをいただいた。代表して、M・Kさんからの喜びの手紙を掲載しておこう。

「今年1月に石原先生の保養所でお世話になりました。

その後、ご指導の通り、ニンジン・リンゴジュースを開始、食生活をはじめとして生活改善をはかりましたところ、6月に妊娠（予定日来年2月9日）、それも双子に恵まれました。夫も大喜びで、本当に心より感謝申し上げます。

今は、双子ということで早産予防のため入院中ですが、来年は嬉しい大忙しとなりそうです。

子どもにもニンジン・リンゴジュースを飲ませます。本当にありがとうございました。

まずは御礼まで。

M・K」

自分で治すポイント ①〜③を実行する。

①**体を冷やす食物**（135ページ）**を避け、温める陽性食品**（135ページ）**を摂る。**

②食べすぎを避け、**腹八分**を心がける。

③**半身浴、腹巻き**などで下半身を温める。

6 「腫瘍《しゅよう》」その他の病気を治す

体内に老廃物や栄養過剰物や毒物が侵入したり、発生した場合、若いときは下痢や嘔吐《おうと》、発疹、炎症など激しい排せつ反応や燃焼で、それを少しでも速く処理しようとする。しかし、それらを薬物によっておさえたり、年齢とともにそうした反応が弱くなってきたりすると、それらが血液内や細胞内に残ったり、動脈の内壁に沈着したりする。

これが高血圧や血栓などさまざまな症状、病気となってあらわれる。現代医学ではこれらに対し、血圧が高ければ心臓の力を弱めるβ《ベータ》ーブロッカーという降圧剤や血管拡張剤を、脳梗塞《こうそく》や心筋梗塞などの血栓症には血栓溶解剤を使う。これらには、一時的には脳卒中や心筋梗塞を抑止する効果はある。

しかし、食生活をはじめ、同じ生活習慣を続けて血液内に老廃物が増え続け、体の全細胞に老廃物が運ばれると、全細胞・全器官が病気になってしまう。

この最悪の事態を避けるための防衛手段として、血液中の老廃物・有毒物を一カ所に固めて、そこで処理するために新生される細胞が「がん細胞」と考えていい。こう考えると現代医学がいう、がん細胞からはがん毒素が排せつされているという事実と符号してくる。がん毒素とは、これまで述べてきた「血液の汚れ」そのものといえよう。

つまり、がんは、血液の汚れを固めてその場で処理する「浄化装置」なのである。

そのため、がんを手術で切りとったり、放射線や抗がん剤で消滅させたとしても、その人が同じ悪い生活習慣を続けて血液を汚せば、新たな浄化装置をつくってくるのである。これを現代医学では「転移」といっている。抗がん剤や放射線は、多量の活性酸素を発生させ、さらに血液を汚してしまうので、これらの「治療」をした後は転移が早まることもよくある、という事実も十分に肯定できるのだ。

また、がん患者は、「これまで風邪を引いたり、熱を出したこともほとんどないほど頑強だった。それなのに、がんになるなんて……」とよく口にする。風邪を引く、発熱、下痢などは、血液の汚れをその時々で体が敏感に察知し、きれいにしようとする反応なのだ。

したがって、ときどきは発熱したり、下痢をしたり、発疹を出したりしているほうが、血液が汚れなくてすむので、がんなどの大病にはかかりにくいということもいえるわけだ。

このように、「出る」反応は大病の予防にも大切なのである。

がん

1975年のがん死者数は13万6000人であったのに、2003年には30万人を突破し、日本人の死因の断トツ1位に居座り続けている。

この間、医師数は13万人から27万人に増加し、がんに関する研究成果や知見は膨大な数に達し、手術法や放射線療法、化学（抗がん剤）療法も長足の進歩を遂げたはずなのに、である。ということは、現代医学的ながんの治療法が少しばかり的をはずれている、ということではないだろうか。

●がんの大原因①――食べすぎ

がんに関して、データからはっきりしていることは、戦後、それまで日本人に多かった胃がん、子宮頸がんは減少し、代わって欧米人に多い肺がん、大腸がん、乳がん、卵巣がん、子宮体がん、前立腺がん、すい臓がん、白血病、食道がんなどが増加してきたという点である。すなわち、「がんのタイプが欧米化した」といえるわけだ。

がんの欧米化といっても、アメリカ人も20世紀の前半までは、やはり胃がんと子宮頸がんが多かったのに、肉、卵、牛乳、バターの摂取が増加し、穀類やイモ類が減少してきた1940年代頃からいま述べた肺がん、大腸がん、乳がんなどが増加してきたのである。

がんのタイプはなぜ変わったのか。

肉、卵、牛乳、バター、マヨネーズに代表される欧米食は、ひと言でいうと高脂肪食だ。

血液中のコレステロールが増加すると、女性の場合、卵巣の中でコレステロールを原料にして女性ホルモン（エストロゲン）が多量につくられる。その結果、ふんわりと色白で、乳房やお尻も発達した女性らしい体型になるが、女性ホルモンに支配されている乳房、卵巣、子宮体部にがんが発生しやすくなる。男性の場合は睾丸《こうがん》でコレステロールから男性ホルモン（アンドロゲン）がつくられ、過剰になると前立腺がんが多発してくる。

また、高脂肪食を消化するために胆汁の分泌が増え、その胆汁酸が腸内の悪玉菌の働きでデヒドロコール酸に変化し、これらが大腸粘膜に作用し続けると大腸がんを誘発する。

高脂肪食は、肺にも負担をかけ、肺がんが発生しやすくなる。なぜなら、肺は呼吸しているだけでなく、脂肪の分解・生成にかかわっている臓器だからである。

ほかに、すい臓、食道、腎臓のがん、それに白血病なども、高脂肪食の摂取と比例して起こりやすくなるという疫学データがたくさんある。

このように、高脂肪、高タンパクの欧米食は、がんの予防、再発予防にとっては好ましくない、という結論になる。

また、いくつもの動物実験で、**「少食」ががんを抑制する**ことが明らかになっている。アメリカのベル博士らの研究でも、タンパク質とカロリーを制限することで、がんをやっつけるT細胞機能が増強することがわかっている。「腹八分にがんなし」が結論のようだ。

●がんの大原因②――低体温

がん細胞は35・0度で一番増殖し、39・3度以上になると死滅することがわかっている。つまり、低体温＝体の冷えが、がんをつくる大きな要因になることを意味している。

がんは心臓や脾臓《ひぞう》、小腸にはまず発生しない。なぜなら、心臓は体重の200分の1しかないのに体熱の9分の1を産出するほど熱を生み出す臓器であるし、脾臓は赤血球が集まり赤くて体温が高く、小腸は食物の消化のために常に激しく蠕動《ぜんどう》し、やはり体温が高い。

逆に、がんが多発するのは、食道、胃、肺、大腸、子宮などである。

これらは中空になっており、まわりにしか細胞が存在しないので、体温が低くなりがちだ。その上に、体温より低い外界と常につながっているため、さらに冷えやすい。

また、女性の乳房も胴体から突き出しているため、温度が低くなっている。大きな乳房の人ほど乳がんになりやすいのは、乳房に栄養を送る動脈の数は乳房の大小にかかわらず同じなので、大きい乳房ほど冷えやすい、ということだろう。

世界ではじめて、がんの自然治癒《ちゆ》例を発表したのは、1866年ドイツのブッシュ医学博士であるが、がんにかかったあと自然治癒した人の全員が、肺炎にかかって発熱した人だった。以後、発熱により、がんが治った症例はいくつも発見され、ヨーロッパの自然療法病院では、がん患者を45度くらいの熱い風呂に入れたり、アルミホイルのようなもので体を包み、熱を加えて体を温めたり、というような温熱療法が行なわれてきた。

いまや現代医学でも、温熱療法がとり入れられるようになっている。

つまり、がん予防・治療のためには、体を温め、体温を上げることが肝要である。体温の40%以上は筋肉で発生するので、ウォーキングをはじめとする運動、入浴などで、常に体を温める必要がある。

こう考えると、がん激増の背景に、日本人の低体温化があることは間違いない。

ヨーロッパの自然療法病院では、昔からがんの治療として、ニンジンジュースを用いてきた。今でも、メキシコのゲルソン病院、イギリスのブリストル・がんヘルプセンター、ドイツの自然療法病院などでのがん治療の主役は、ニンジンジュースである。

アメリカの科学アカデミーでも、ビタミンA、C、Eががんを防ぐこと、ビタミンA、C、Eともに含んでいる野菜がニンジンであることを発表している。

私のまわりにも、ニンジンジュースでがんを治した人が何人もいる。

高校時代の友人で、アメリカで鍼灸師《しんきゅうし》として活躍しているK君は、あるとき痛みを伴わない血尿がドバッと出た。諸検査の結果、ぼうこうがんとの診断を受けた。

大学病院での手術を待つまでの約1カ月、毎日1ℓ以上のニンジン・リンゴジュースを飲んで、「さあ手術」と手術前の検査をしたら、がんが消えていた、という。

また、会社社長で現在60歳のMさんは、40代後半のとき、血便と腹痛のため都立の病院で内視鏡検査を受けた結果、大腸がんで即手術と宣告された。Mさんが「手術はしたくない」というと、「それなら、うちでは責任が持てない」と受診を拒否されてしまった。

そこでMさんは、毎朝、ニンジンとリンゴ、キャベツでつくったジュースを500cc以上飲み、食事も玄米食に切り換え、長時間のウォーキングと独自の温熱湿布を腹部に施したところ、血便も出なくなり、もう10年以上元気に過ごされている。

さらに、35歳のGさんも睾丸《こうがん》の腫瘍のため、両側の睾丸を手術し、その後、肺に転移したが、ニンジン・リンゴ・キャベツジュースを毎日1ℓ飲み、食事は2食の玄米食にしたところ、転移したがんも消失し、いまは元気にしている。Gさんはこの自然療法の効果に感激し、一流企業の勤務先を辞めて、今は自然食品店を経営しているほどである。

もちろん、ニンジンジュースさえ飲めば、がんがすべて治るなどとはいわないが、治る可能性を秘めた一つの自然療法であるとはいえるであろう。

がんは、予防が一番大切である。しかし、不幸にしてがんにかかってもあきらめることはない。手術は仕方ないとしても、そのあとの再発・転移の予防のために、ぜひ、ここにあげる「自分で治すポイント」を一つでも二つでもできることからはじめるといい。

また、たとえ化学療法や放射線療法を受ける羽目になっても、体を温め、ニンジンジュースや玄米（または白米＋黒ゴマ塩）、生姜紅茶、ゴマ、海藻などの「抗がん食」を摂っていれば、副作用も少なくてすむはずである。

要は、自分でやってみて、「体調がいい」「気分がいい」ことが実感できれば、それを続けることだ。その「感じ」こそ、自分の免疫力の増強を示しているのだから。

自分で治すポイント　①～⑧のいくつかをできる範囲で実行する。

①**肉、卵、牛乳、バター、マヨネーズ、クリームなど欧米型の食事を極力避ける。**

②**海藻、豆、コンニャク、玄米などの食物繊維を存分に摂り、**腸内のコレステロール、脂肪の血液への吸収を妨げ、大便で排せつさせる。

③がんは、「血液の汚れ」の固まり＝浄化装置だから、血液を汚さないよう**よく噛んで（一口に30回以上）、少食を心がける。**

④主食は**玄米**がいいが、口に合わないようなら、**白米に黒ゴマ塩**（黒ゴマ8に対して自然塩2を炒ったもの）をかけて食べる。

⑤1日2食にし、朝は**ニンジン・リンゴジュースだけ**にする。少々苦いが、**できればこれにキャベツ100gを加えるといい。**アメリカの自然療法学者のN・W・ウォーカー博士は、「ニンジンとキャベツは、潰瘍とがんを治す奇跡の野菜である」といっている。

⑥がん細胞は「熱」に弱いので、日常の生活で、**散歩、カラオケ、趣味に打ち込む、入浴、サウナなど、**体熱を上げることを積極的に行なう。気分がよくなれば体も温まる。

⑦もともとは陽性体質の人（体が温かく、陽気で食欲も旺盛なタイプ）でも病状が進むと「冷え」の体質を帯びてくるので、**生姜湯**（139ページ）、**梅醤番茶**《うめしょうばんちゃ》（245ページ）をはじ

め、食べたいのなら陽性食品（135ページ）も摂っていい。ただし常に少食を心がけること。

⑧がんのある患部に、1日1～2回、**生姜湿布**（140ページ）や次の「**ビワ葉温灸《おんきゅう》**」を施すといい。

ビワ葉温灸

（1）ビワの葉数枚を20分くらい水につける。

（2）ビワの葉の水分を布かティッシュでふきとる。

（3）市販の棒モグサ5本に火をつける。1本を続けて使うと火が消えるので、4～5本用意しておく。

（4）火のついた棒モグサを並べて、しっかり燃えているか、消えていないかをチェックする。

（5）ビワの葉の表面（色の濃い面）を患部の皮膚にあて、その上に布と紙（ティッシュでないふつうの紙）を重ねる。その上から棒モグサをあてて押しつける。ビワ葉と布と紙のために、跡がつくこともないし、熱くもない。

（6）熱くなったら、パッと離し、次の患部でも同じように行なう。

胃・十二指腸潰瘍

胃炎や胃・十二指腸潰瘍は、みぞおちあたりの痛み、とくに空腹時の痛み、げっぷ、食欲不振などの一般的な消化器症状のほか、ひどくなると胃・十二指腸粘膜から出血し、便が黒くなる（タール様便）。

胃・十二指腸潰瘍になっている人のみぞおちあたりを触診すると、例外なく冷たいものだ。つまり、その下にある胃や十二指腸の血行が悪いということである。血液の循環が悪いところに必ず病気は発生してくるし、逆に血行をよくしてやると治るものである。

自分で治すポイント　①〜⑧のいくつかをできる範囲で実行する。

①キャベツには、キャバジン（ビタミンU）という潰瘍にたいへんよく効く成分が含まれている。ジュースにすると「陰性」が強くなるので、**キャベツを刻み、かつおぶしと醤油をふりかけ、少し陽性食品**（135ページ）**に変えて食べるといい。**

②ジュースを飲んでも、さほど体が冷える感じがしないときは、「ニンジン・リンゴ・キャベツジュース」（164ページ）を毎日飲むとよい。胃がんも含めて、すべての胃の病気にいい。

③**黒豆を黒砂糖で煮て毎日食べる。**

④**レンコンをすりおろしてガーゼでこすか、ジューサーでジュースにして飲むと潰瘍やがんの出血に対して止血作用がある。**

⑤1回に1個の**ジャガイモをすりおろしてガーゼでこしたものを、**1日3回飲む。

⑥①〜⑤の方法を試して、「冷え」を感じるときは、**梅醤番茶**《うめしょうばんちゃ》（245ページ）を1日2〜3回飲んだり、「シソの葉加生姜湯」を1日2〜3回飲む。

シソの葉加生姜湯

青ジソの葉を火であぶり、パリパリになったら手でもんで湯飲み茶碗に入れる。すりおろした生姜をガーゼでしぼり約10滴加え、熱湯を入れて湯飲み茶碗半分くらいにして飲む。

⑦**シソの葉約5ｇと、黒豆1合を適量の水で煎じて服用する。**とくに吐血にいい。

⑧**ジャガイモを厚さ1㎝ほどに切り、網で真っ黒になるまで焼き、1日2〜3枚食べると、**胃潰瘍の特効食となる。

頭痛

「五苓散《ごれいさん》」という漢方薬がある。

五つの生薬でできている漢方の利尿剤というべきものだ。

そのため、むくみ、下痢、吐き気などの「水毒《すいどく》」（水滞《すいたい》）によく効く薬だが、数年来の頑固な頭痛に用いて神効を発揮することがよくある。

「冷・水・痛」の三角関係図（145ページ）より明らかなように、ほとんどの痛みが冷えと水分過剰からくる。つまり、偏頭痛《へんずつう》があまりにひどいと吐く人がいるが、これは胃液（という水分）を捨てて治そうというメカニズムが働くからだ。

また、「呉茱萸湯《ごしゅゆとう》」という頭痛の妙薬がある。「ゴシュユ」というミカン科の果実の果皮、朝鮮ニンジン、生姜、ナツメよりなる薬で、この構成成分から考えても、体を温めることが、頭痛に効くということをあらわしている。

風邪の妙薬として有名な「葛根湯《かっこんとう》」は、肩こりや頭痛（とくにうなじから後頭部の痛み）にもよく効く。要するに首から上の血行をよくし、筋肉をほぐしてやるといいわけだ。

自分で治すポイント　①〜⑧のいくつかをできる範囲で実行する。

①梅干しの果肉を両方のコメカミに貼る。

②**生姜湯**（139ページ）**にクズ粉3gを入れて**飲む。

③**タマネギ半個を刻み、卵黄1〜2個といっしょに茶碗に入れてかき混ぜ、その上に醤油とトウガラシを入れたものを熱いご飯にかけて**食べる。上半身の血行を促し、発汗を助け、肩こり、頭痛に効く。

④お茶（緑茶）は、成分はよくても飲みすぎると水毒の原因となるので、**お茶を飲むときは、梅干しをそえて飲む**など、温める工夫をする。

⑤体を温め、利尿作用もある**生姜紅茶**（136ページ）を、緑茶の代わりに飲むといい。それに、血行をよくするシナモンを少し加えるとさらにいい。

⑥**ネギを細かく刻み、味噌と半々くらいに混ぜて、どんぶりに入れて熱湯を注ぎ、飲んで**すぐに就寝する。

⑦水毒が頭痛の原因となることも多いので、**ゆで小豆**（176ページ）で利尿を促すこともよ

い。お茶やジュースなどで、水分を摂りすぎないことが先決である。

⑧生ジュースを飲むなら、少々飲みにくい味だが、次の「ニンジン・タマネギジュース」を飲むと、体を温めて血行をよくし、頭痛に効く。

ニンジン・タマネギジュース

ニンジン　2・5本（約500g）→300cc
タマネギ　100g→70cc
} 370cc（コップ2杯強）

腹痛

腹痛といっても千差万別で、急性虫垂炎、腹膜炎、急性すい炎、胃・十二指腸潰瘍、腸閉塞、婦人病などの、急を要する病気は、もちろん病院に行くのが先決だ。

しかし、大した病名もつかないような腹痛は、お腹にたまった「ガス」による腹痛か、「冷え」による腹痛なので、胃腸を温めることが大切である。

お腹をカイロで温めたり、風呂に入ったりするといい。一時しのぎではあるがドライヤーで温める方法もある（ヤケドしないように気をつけること）。

自分で治すポイント ①〜⑧のいくつかをできる範囲で実行する。

①生姜湯（139ページ）や次の「梅醤番茶《うめしようばんちや》」は、腹痛の特効薬である。

梅醤番茶

（1）梅干しを湯飲みに入れ、はしでつついて、果肉のみ残す。

（2）（1）にすりおろし生姜5～10滴と、醤油小さじ1杯を入れる。

（3）熱い番茶を注いで飲む。

②生姜湿布（140ページ）を患部に施す。

③生姜風呂（193ページ）や塩風呂（193ページ）に入る。

④自然塩を焼いて布袋に入れ、ヘソ付近に置いて温める。

⑤生姜の粉、朝鮮ニンジンの粉末、サンショウを2対1対1の割合で湯飲み茶碗に入れ、熱湯に溶いて飲む。

⑥軽い腹痛なら、生姜紅茶（136ページ）に、ニッキを少々加えて飲むといい。熱いお茶に梅干しを入れたものでもよく効く。

⑦熱くした味噌汁の中にネギか生姜を刻んだものを入れて飲む。

⑧生ジュースは腹痛には不適当なので、代わりにニンジン2本をすりおろして鍋に入れ、これに約1ℓのお湯を加えて煎じる。少しハチミツを加えてもいい。これを1日に湯飲み茶碗2～3杯温めて飲むと胃腸が温まり、腹痛に効く。

下痢

数少ない例外を除き、下痢は冷え性の人や水毒の人の病気だ。体内に余分な水分があり、体を冷やすので、少しでも水分を体外へ排せつしようとする反応なのである。

簡単にいうと、その水分を尿で出すか、汗で出すと下痢は止まる。

漢方の利尿剤である「五苓散《ごれいさん》」が、尿量が少ないときや下痢によく効く理由でもある。

自分で治すポイント ①〜⑧のいくつかをできる範囲で実行する。

①梅醤番茶《うめしょうばんちゃ》（245ページ）を1日2〜3回飲む。

②リンゴをすりおろし、1日2〜3個食べる。

1日のうち1食は、すりおろしリンゴのみにしてもいい。

③ニンニクか生姜をすりおろして、熱い味噌汁に入れて、毎食飲む。

④レンコン10gをコップ1杯の水で煎じ、半分まで煮つめ、1日3回温服する。

⑤ニンジン、ジャガイモ、タマネギを長時間煮つめて、自然塩を適量入れて、胃腸に負担をかけないために具は食べず、スープだけ飲む。

⑥ニンジン600g できる360cc（コップ2杯）の生ジュースを1日2～3回に分けて飲む。これでも冷えが強くて下痢をするようなら、ニンジンジュース500ccに自然塩を加えて、とろ火で約2時間煮つめて、裏ごしにかけ、水を加えて1ℓにしたものを、1日2～3杯飲む。飲む前に必ず温め直すこと。

⑦生姜紅茶（136ページ）を飲むと、排尿が促されて下痢にいい。

⑧生姜湿布（140ページ）を腹部に1日に2～3回行なうとさらにいい。

腰痛

腰痛は足腰の筋力の衰えからくる「老人性の腰痛」（最近では20代の人でも運動不足で同様の症状があるが）と、下半身が冷えて血行が悪くなり、いわゆる「瘀血《おけつ》の一つの症状として起きてくる腰痛」がある。

いずれにしても、痛みは「冷」と「水」がおもな原因なので、温めることが大切であるが、日頃から、つとめて歩くこと（できれば1日1万歩を目指す）とゴボウ、ニンジン、レンコン、ネギ、タマネギ、ヤマイモなどの根菜類をしっかり食べることが大切である。

自分で治すポイント　①〜⑦のいくつかをできる範囲で実行する。

①**生姜風呂**（193ページ）、**塩風呂**（193ページ）、**ニンニク風呂**（190ページ）などに入り、体をゆっくりと温めること。

②**生姜湿布**（140ページ）をするといいが、より簡単な方法として、生姜やニンニクをすり

おろして布に伸ばし、痛むところに貼りつけてもいい。
③日中でも、カイロ、温湿布などを腰につけておく。
④入浴前にスクワット運動（223ページ）をして足腰を鍛える。
⑤生ジュースは、244ページの「ニンジン・タマネギジュース」を飲むといい。
⑥ダイコンの葉を干したものを風呂に入れて入浴する。
⑦ヤマイモ酒（212ページ）を就寝前に飲む。

肩こり・五十肩

ひとえに血行不順の「たまもの」であるのが、肩こりと五十肩だ。

その大半の要因が、運動不足、筋肉の鍛錬不足である。足の裏は「第二の心臓」といわれるくらいだから、よく歩いて全体的に血行をよくすることが大切であるが、肩、うなじ、腕の筋力を鍛えて、血行をよくすることもさらに大切だ。

自分で治すポイント ①〜⑦のいくつかをできる範囲で実行する。

①よく歩き、全身の血行をよくする。加えて「手浴」を1日15〜20分くらい行なう。

手浴のやり方

洗面器やバケツに42〜43度の熱めのお湯を入れ、その中に、両手首より先をつける。少しぬるくなったら、お湯をつぎ足すといい。

②両手の指を胸の前で「カギ形」に組み、その姿勢で、ひじを曲げた両腕を左右に7秒間

引っ張り続ける。その後、その手を組んだまま首の後ろに回し、同じく7秒間力を入れて左右に引っ張る。血行がよくなり、肩の筋肉の温度が上がり、即効的にこりがよくなるはずである。

1日数回これを行なうといい。これは「アイソメトリック運動」といわれ、たいへん効率のいい運動である。

③**入浴のとき、自然塩を手にまぶし、肩やうなじのところをマッサージ**すると、血行がよくなり、こりが楽になる。

④**布袋にトウガラシを刻んでつめて、風呂に入れて入浴**する。入浴後は湯や水で洗い流す。

⑤**生姜湯**（139ページ）**に、クズ粉を3gくらい加えて飲む**と、肩やうなじのこり、頭痛に効く。

⑥**生姜湿布**（140ページ）を肩に貼る。

⑦生姜がないときは、**ダイコンおろしをつくり、布に包んで、こりの部分に貼ってもいい。**

貧血

よく、低血圧でフラフラしたり、体力・気力のない状態を「貧血」と表現する人がいるが、低血圧と貧血は違う。

貧血は、赤血球が少ない状態である。

ただし、漢方の陰陽論でいうと両方とも陰性の状態なので、対処の仕方はほとんど同じである。

貧血の人は青白い顔をして、赤味が足りない状態なので、赤黒い食物を補ってあげればいい（相似《そうじ》の理論。199ページ）。

つまり、小豆、黒豆、黒ゴマ、黒砂糖、プルーンや、野菜でもホウレンソウ、コマツナなど、色の濃い野菜には、鉄分が多く含まれている。海藻も鉄分の宝庫だ。

また、エビ、カニ、イカ、タコ、貝、カキなど磯の物は、「海」の化身でもあるので、鉄をはじめ、銅、コバルトなど造血に必要なミネラルをぞんぶんに含んでいる。

自分で治すポイント ①〜⑧のいくつかをできる範囲で実行する。

①**ご飯には、黒ゴマ塩をふりかけて**食べる。

②ほとんどの野菜の100g中の鉄分含有量は1・0mg以下であるが、ホウレンソウは3・7mg、パセリに至っては9・3mgと断トツに豊富である。**ホウレンソウ**をゆがいて、ゴマ油で炒めて食べる、**サラダには、パセリ、鉄分の多い海藻を入れてよく食べるよう**にするなど、パセリ、ホウレンソウをふんだんに摂るようにする。

とくに、鉄分の吸収にはビタミンCが必要なので、Cもあわせ持つパセリ、ホウレンソウは貧血改善食として適している。

③魚では、**白身よりカツオの血合いなど、やはり赤身の部分に鉄が多く含まれる。肉ではマトン**（羊肉）は鉄含有量が多い。**レバー**は赤黒いので、鉄分の宝庫である。**ニラ**にも多く含まれるのでレバニラ炒めなどはたいへんいい。

④アルコールでも、**赤ワインには鉄分が多い**ので、酒好きの人には格好の貧血改善薬である。

⑤牛乳や乳製品など「白い」ものは、鉄含有量が極端に少ない。白砂糖より黒砂糖、うどんよりそば、白ゴマより黒ゴマというように、**「黒い」もの**に鉄は含まれていることを

忘れずに。

⑥生ジュースは、次の「ニンジン・リンゴ・ホウレンソウジュース」を1日量として、飲むといい。

ニンジン・リンゴ・ホウレンソウジュース

ニンジン　1・5本（約300g）↓180cc
リンゴ　1個（約250g）↓200cc
ホウレンソウ　200g↓130cc
（またはパセリ　50g↓30cc）

510（410）cc（コップ3杯弱）

⑦ヒジキ、ワカメなど**「黒い」海藻にも鉄は多い**ので、ヒジキの炒め物やワカメの味噌汁を常食するといい。

⑧筋肉は赤い色をしている。これは鉄分を貯蔵していることを示している。したがって、ダンベル運動などで**筋肉を鍛え、発達させる**と鉄分の保持ができる。

不眠

不眠の原因は一般に、神経衰弱や脳の充血、コーヒーやお茶、暑さや寒さなど大脳の興奮を促す要因や、かゆみ、痛み、頻尿《ひんにょう》などの身体的条件とされる。しかし、日常の診察で一番感じることは、冷え性の人が不眠症になりやすいということだ。

手足が冷えると、健康の大原則「頭寒足熱」の逆の状態、つまり「頭熱足寒」になり、頭に血がのぼり、脳内に血が充血して、脳の神経が休まらないわけだ。逆に、心地よい眠りにつくときは、手足がポカポカと温まってくるのを感じるはずである。

自分で治すポイント　①〜⑦のいくつかをできる範囲で実行するとよい。

①日中は、労働や散歩、スポーツを十分に行ない、**手足の筋肉を使って血行をよくする。**

②**半身浴**をするか、ふつうに入浴して、湯から上がるときに下肢に水をかけ、下肢を温めるようにする。または**生姜風呂**（193ページ）に入ると、さらにいい。

③就寝中は、ヤケドに気をつけて湯タンポを使うこと。

④タマネギ1〜2個を細かく刻んで皿に入れ、枕もとにおいて眠ると、タマネギから発散する香気（精油）が安眠を促す。

⑤生姜1〜2個をうす切りにして皿に入れ、枕もとにおいて眠る。生姜の精油成分や芳香成分（ファルネソール、シネオール）、辛味成分（ショウガオール、ジンゲロン）が、嗅覚を刺激し、脳神経を鎮静させて、安眠を導く。

⑥シソの葉加生姜湯（241ページ）を就寝前に飲む。

⑦シソの葉とネギを入れた温かいスープを寝る前に飲むと、足が温まり安眠できる。

シソの葉とネギ入りの中国風　ワカメスープ

（1）シソの葉2枚を、フライパンで30〜45秒ほどから焼きして水分を取り、手もみする。

（2）長ネギ4分の1を小口切りにして、フライパンで焼き目がつくまでから焼きする。

（3）かつおのだし汁400ccに、シイタケ1個、ニンニク半個をそれぞれスライスしたものを入れて沸騰させ、塩小さじ1、醬油と生姜汁を3滴ずつ、みりん小さじ2分の1、コショウとゴマ油少々を加える。再び沸騰させ、ワカメ5gと（1）（2）を入れ、最後にすりゴマ少々を加える。溶き卵1個を最後に加えてもいい。

疲労・倦怠《けんたい》・夏バテ

疲労にも、肉体的疲労と精神的疲労がある。

肉体的疲労の場合、血行をよくして、糖分やビタミン、ミネラルなどの微量栄養素を補ってやると早く回復する。そのため、ハチミツ、黒砂糖、リンゴ酢にハチミツなど、昔からいわれている疲労回復剤は、糖分とビタミン、ミネラルを補う意味でもたいへんいい。

ジュースは、ニンジン・リンゴの基本ジュースで十分であるが、タマネギを加えると、発汗・利尿・強心作用、強壮作用があるので、さらにいい。

夏バテのときには、タマネギの代わりにブドウ100〜200gを加えると効果的。

ブドウは、点滴に使うブドウ糖を含み、鉄（貧血にいい）をはじめ、さまざまなミネラルやビタミンB_1、Cを多く含むので、ヨーロッパでは昔から疲労回復、不眠症の薬とされてきた。

精神的疲労は、ヒポクラテスが「神経が疲れたら、セロリを薬とせよ」と2000年以上も前にいっているが、セロリには神経過敏、神経衰弱、精神異常によく効くカルシウム、硫黄、リン、塩素がバランスよく含まれているので、たくさん食べるようにするといい。

自分で治すポイント　①〜⑧のいくつかをできる範囲で実行する。

①**ネギ、ニラ、ニンニク、タマネギ**には、アリシンという物質が含まれ、ビタミンB_1と結合してアリチアミンに変化する。アノイリーナーゼという体内の酵素で分解されるビタミンB_1だが、アリチアミンはその酵素の影響を受けない。その結果、疲労回復薬であるビタミンB_1の効果が高まる。そのため、ニラを味噌汁に入れて常食したり、味噌和えにしたり、卵とじにして食べるといい。

また、**ネギ、かつおぶし、醤油、水、おろした生姜を混ぜ、よく煮て食べる**と疲労回復にいい。

②**生姜湯**（139ページ）茶碗1杯にネギの白い部分約10gを刻んで入れた「**ネギ加生姜湯**」も適宜飲むといい。

③「**タマネギ入りの野菜スープ**」を適宜食べる。

タマネギ入りの野菜スープ

〈材料〉タマネギ＝１００gを薄切り、サフラワー油＝大さじ2、玄米＝60g、ニンニク＝１片みじん切り、野菜スープ＝5カップ、ジャガイモ＝１００gを2センチ角切り、ニンジン＝30gを5ミリ角切り、キヌサヤ＝4枚を千切り、マーガリン、塩、コショウ

（１）タマネギはきつね色になるまで炒め、油大さじ1を加え、さらに炒める。スープを入れて煮る。

（２）別にマーガリン大さじ1でニンニクと玄米を炒める。

（３）（２）を（１）に加え、ジャガイモ、ニンジン、キヌサヤも加えて煮込み、塩、コショウで味を調える。

④生ジュースは1日量として次の「ニンジン・リンゴ・タマネギジュース」を飲むといい。

ニンジン・リンゴ・タマネギジュース

ニンジン　１・５本（約３００g）↓１８０cc
リンゴ　３分の２個（約２００g）↓１６０cc
タマネギ　１００g　↓70cc
（またはセロリ　１００g↓70cc）
計　４１０cc（コップ２杯強）

⑤お酒の好きな人は、次の「**生姜とネギ入り日本酒**」を飲んで寝る。

生姜とネギ入り日本酒

（1）生姜2分の1個を約10片に切り、同時に長ネギの白い部分（3本分）をすりバチに入れ、すりこぎで汁にする。
（2）この汁を、熱かんの日本酒1合に加えて飲む。

⑥「生姜酢ハチミツドリンク」を、1日1～2杯飲む。

生姜酢ハチミツドリンク

（1）生姜1個の皮をむいて、うす切りにする。
（2）広口ビンに（1）と酢150cc、ハチミツ大さじ2を入れ、ふたをして約2～3時間放置する。
（3）リンゴ大12個をジューサーにかけ、リンゴジュースを作る。
（4）（2）に（3）を入れ、よくかき混ぜ、10～15杯に分ける。

⑦お茶は、**生姜紅茶**（136ページ）を1日2～3杯飲む。

⑧**肉体的疲労には41～42度の熱い風呂に短時間（5～10分）、精神的疲労には39～40度のぬるめのお湯に15～20分入る**といい。**生姜風呂**（193ページ）や「**シソの葉風呂**」（シソの葉100～200gを刻んで布袋に入れ、風呂につける）にするとさらにいい。

二日酔い

二日酔いの原因はアルコールと考えるのが現代医学であるが、漢方では二日酔いは水毒ととらえている。

「冷・水・痛」の三角関係図（145ページ）でもわかるように、体内に余分な水分が入ってきて体が冷えると、体外に水を捨てて体を温めようとするメカニズムが働く。

つまり、下痢、くしゃみ、鼻水、嘔吐《おうと》である。

また、余分な水分があると頭痛や腹痛などの痛みをきたす。

二日酔いの症状は、いまここに並べた「水毒」の症状であることがおわかりだろう。

飲酒で上昇する肝機能検査の数値の一つであるγ《ガンマ》－GTPは、まったくアルコールを飲まない人でも上がってくることがある。それは、水やお茶、コーヒーなどの水分をたくさん摂る人だ。ここからも「二日酔いは水毒である」ということがよく理解でき、発汗・利尿を促し、「水毒」を取り去ることがポイントとなる。

自分で治すポイント　①～⑤のいくつかをできる範囲で実行する。

①**レンコンのおろし汁に生姜汁を5～6滴落として飲む。**

②**ゆで小豆**（176ページ）を食べる。

③**キュウリに自然塩をまぶして食べるか、ダイコンおろしを食べる。**

④生ジュースは、次の「ニンジン・リンゴ・ダイコンジュース」がいい。

ニンジン・リンゴ・ダイコンジュース

ニンジン	2本（約400g）	→240cc
リンゴ	3分の2個（約200g）	→160cc
ダイコン	100g	→70cc
（またはキュウリ	100g→80cc）	

計 470（480）cc（コップ2杯半）

ダイコンは、消化作用を促進し、キュウリは利尿作用を促進する。ただし、胃内の水分停滞が多すぎるため、生ジュースを飲んでも嘔吐する人は、サウナ、入浴、ジョギングなどで汗を出すといい。

⑤**生姜湯**（139ページ）か、**梅醤番茶**《うめしょうばんちゃ》（245ページ）を飲む。

認知症（痴呆症）

人間の脳細胞は「20歳をすぎると、毎日10万個ずつ死滅する」とされている。年齢とともに物忘れをはじめるので、認知症の症状がはじまるのは、むしろ当たり前のことだ。ただし、同じ認知症でも、単なる老化によるものと、年齢よりずっと早くくる若年性痴呆が区別されている。

若年性痴呆というのは、40〜50歳代の働き盛りの人に起こるもので、脳血管障害（脳卒中や脳動脈硬化症など）や、原因不明とされているアルツハイマー病のためである。

脳血管症痴呆は、強度のストレスをはじめ、高血圧や糖尿病のある人や、脳卒中後に起こるもので、脳の血流が悪くなったり、脳動脈がつまったりするために、脳細胞の働きが低下した結果である。

アルツハイマー病は、これといった病気はないのに、突然発症し、徐々に悪化する、というのが特徴である。

アメリカのコロンビア大学で、「ＡＰＯＥ４」という遺伝子を持つ９８０人（平均年齢75歳）を４年間追跡調査したところ、２４２人がアルツハイマー病を発症したという。また、発症した人たちのほとんどが、肉、卵、牛乳、バターに代表される高脂肪食、高カロリー食を好んで食べていた。

ということは、高脂肪食、高カロリー食を食べていなかった人たちは、発症しやすい遺伝子を持っていても、実際には、アルツハイマー病になりにくい、ともいえる。

最近の大阪大学医学部の研究陣による実験では、「脳内で記憶を受け持つ海馬《かいば》とその周辺の血流不足が、アルツハイマー病患者には見られる」ことがわかったという。

ここまで再三述べたように、やはり、すべての病気は血液の流れが悪いところに起こる、という証拠である。

ボケると、やる気も失《う》せ、精神も不安定になる。

精神安定化作用をする脳内セロトニンを増やすには、その原料となる必須アミノ酸のトリプトファンをしっかり摂る必要がある。

トリプトファンは、大豆や魚介類、胚芽にたくさん含まれている。また、トリプトファンが脳内にとり込まれるには、ブドウ糖が必要なので、ハチミツや黒砂糖もぞんぶんに食べるといい。

大豆に含まれるポリフェノールの一種のイソフラボンは、女性ホルモンのエストロゲンと同様の働きをし、脳の働きを活性化することもわかってきた。

自分で治すポイント ①〜⑤のいくつかをできる範囲で実行する。

①**豆腐や納豆をよく食べる。** 1日50㎎のイソフラボンの摂取（豆腐半丁、あるいは納豆1パック）が脳の活性化に十分効果がある。

②**卵やメンタイコをぞんぶんに食べる。** 日頃、悪者扱いされているコレステロールは、脳神経細胞の成長に不可欠な物質である。

③**毎日30分以上のアウトドアライフを心がける。** 運動不足や日光不足でもセロトニンの分泌は低下する。

④**「読み」「書き」「計算」** は、脳細胞を活性化してくれるので、毎日「新聞を読む」「日記をつける」「家計簿をつける」などを習慣づける。

⑤**認知症になりにくい睡眠時間は、7時間半から8時間**とされている。それより少なすぎても多すぎても、発症しやすいので要注意である。

うつ・精神病・自律神経失調症

うつ病の人や自殺者は、スウェーデン、フィンランドなどの北欧や、日本では、秋田県、新潟県、岩手県に多いことがわかっている。また、自殺する人の90％はうつ病か、うつ状態ともいわれる。季節的には、うつ病は11月から3月に一番発症しやすいことなどから、精神的疾患は「冷え」と大いに関係していることがわかる。

うつ病の人は、体温・気温ともに低い午前中の調子が最悪であるし、気温・体温がともに上がってくる午後は調子がよくなる。不眠症の人が早朝に目が覚めるのは、やはり午前3時から5時の一日の中で一番体温・気温が低い時間帯である。逆に、日光が射し込む暖かい部屋や、暖房のきいた電車の中では、眠気が襲ってくるものだ。

うつ病、自律神経失調症、不眠症などの神経的不調は、ほぼ例外なく人類の平均体温36・5度にほど遠い低体温の人が、多くかかりやすい。

ニューヨークの市立病院で統計をとったところ、満月の夜には、「精神に異常をきたす人」「夫婦げんか」「殺傷ざた」「交通事故」が多いことがわかったという。こうした出来事と満月は一見何の関係もないように思われるが、月の光は、青白い光を放つので、満月の夜は陰性の状態である、と考えれば説明もつく。インドでは精神病のことを「月の病」というし、英語でも「彼は少し頭がおかしい」というのを、「He is lunatic.（luna＝月）」という。つまり、「冷え」＝「陰」が精神病、うつ病、ノイローゼ、自律神経失調症の原因と漢方では考える。

そのため、こうした疾病にかかった場合、体を冷やす「陰性食品」は極力避け、「陽性食品」をしっかり摂るべきだ（135ページ）。また、よく体を動かしたり、入浴、サウナなどを利用し、体を温めることに配慮するとよい。

漢方では、うつ病の妙薬として、「半夏《はんげ》厚朴湯《こうぼくとう》」がある。これは、生姜、シソの葉を主体とした薬である。生姜やシソの葉は、「気を開く」、つまり、気分を明るくする作用がある。

自分で治すポイント　①〜⑧のいくつかをできる範囲で実行する。

①1日3回以上、**生姜湯**（139ページ）を飲む。

②1日3回、シソの葉加生姜湯（241ページ）を飲む。
③約10gのシソの葉をコップ1杯の水で煎じて半量にし、1日3回に分けて温めて飲む。
④日常の料理にも、シソの葉をたっぷりと使う。たとえば、味噌汁にシソの葉を入れたり、サラダにそえたり、シソの葉の天ぷらをつくったりなどである。
⑤生姜も、生姜の漬物、紅生姜、湯豆腐に生姜をすったものと醤油をかけて食べる、生姜を刻んで味噌汁に入れるなどで大いに利用する。
⑥ニンジン・リンゴジュースに、シソの葉や生姜を入れてもいい。

ニンジン・リンゴ・シソの葉ジュース

ニンジン　2本（約400g）→240cc
リンゴ　1個（約250g）→200cc
シソの葉　50g　→35cc
（または生姜　15g→10cc）
475（450）cc（コップ2杯半）

⑦「生姜酒（またはシソ酒）」を飲む。

生姜酒（またはシソ酒）

（1）生姜（またはシソの葉）100gを水洗いし、水気を切ってから皮をむいて、薄くスライスする（シソの葉は刻む）。

（2）果実酒用の広口ビンに、（1）と氷砂糖150gを入れて、ホワイトリカー1・8ℓを注ぎ入れ、密封して冷暗所で3カ月漬ける。

（3）ガーゼなどでこして保存し、1日1回、就寝前に20〜30cc飲む。

⑧「陽性食品」（135ページ）を中心に**1日2食**を守り、つとめて**外気にふれ、散歩やスポーツ**をやる。

（了）

「前兆《ぜんちよう》」に気《き》づけば病気《びようき》は自分《じぶん》で治《なお》せる

著　者――石原結實（いしはら・ゆうみ）
発行者――押鐘冨士雄
発行所――株式会社三笠書房
〒112-0004 東京都文京区後楽1-4-14
電話：(03)3814-1161（営業部）
　　：(03)3814-1181（編集部）
振替：00130-8-22096
http://www.mikasashobo.co.jp
印　刷――誠宏印刷
製　本――宮田製本

編集責任者　前原成寿
ISBN4-8379-2168-X C0030